国家级实验教学示范中心
全国高等院校医学实验教材

供临床医学等非预防医学类专业使用

临床预防医学实验教程

主　编　宋沈超
副主编　邓　冰　朱　焱　杨敬源
编　委　(按姓氏笔画排序)
　　　　王加好　王　荣　包美玲　刘海燕
　　　　杨　星　李　军　何　江　汪俊华
　　　　胡　瑾　黄文湧　黄列玉　虔安写
　　　　蔡毅媛

科学出版社
北京

内 容 简 介

本书共分5章,包括临床预防医学综合基础知识、基础验证型实验、综合设计型实验、拓展创新型实验、应急能力培养。与以往临床医学等非预防医学专业本科生预防医学实验教材不同的是,本教材在内容选择上,剔除了与临床实践无关的预防医学实验室操作内容,新增了个体疾病危险因素评价和健康指导、医学心理学临床应用技能培养、突发公共卫生事件应急能力培养、医学人文精神教育和与临床医生关系密切的预防医学相关法律法规教育等内容。在流行病学和卫生统计学实验设计上,结合临床实际,以培养学生应用能力为目的;在编写体例上,采用案例教学法,以临床实际案例为基础,以问题为主线,力求通过对问题的思索和讨论,启发学生的思维,激发学生学习兴趣,加深对实验内容与知识点的理解,以提高和拓展学生的基础理论知识和在临床实践中对临床预防医学知识的应用与实践创新能力。书末附有主要参考文献,以便读者查阅和促进学生自主学习。

本书是为配合临床医学专业本科生预防医学课程教学改革而配套编写的实验教材,供临床医学等非预防医学专业本科生使用。

图书在版编目(CIP)数据

临床预防医学实验教程/宋沈超主编 .—北京:科学出版社,2012. 6

国家级实验教学示范中心·全国高等院校医学实验教材

ISBN 978-7-03-034976-7

Ⅰ. 临…　Ⅱ. 宋…　Ⅲ. 预防医学-实验-医学院校-教材　Ⅳ. R1-33

中国版本图书馆 CIP 数据核字(2012)第 134140 号

责任编辑:胡治国／责任校对:陈玉凤
责任印制:徐晓晨／封面设计:范璧合

科 学 出 版 社 出版
北京东黄城根北街 16 号
邮政编码:100717
http://www.sciencep.com

北京中科印刷有限公司 印刷

科学出版社发行　各地新华书店经销

*

2012 年 6 月第 一 版　　开本:787×1092　1/16
2020 年 8 月第九次印刷　　印张:10 1/2
字数:250 000

定价:38. 00 元
(如有印装质量问题,我社负责调换)

前　言

　　解决临床医学与预防医学在临床实践和医学教育中的分离问题一直是许多临床医学工作者和医学教育工作者探索的热点问题，并取得了许多可喜的成绩。健康危险因素评估及其在临床预防服务中的应用，为弥合临床医学与预防医学之间的裂痕，促进两者融合提供了契机，也使我们对临床医学专业的预防医学教学改革充满了信心。

　　目前临床医学的发展趋势之一是专科化。随着专科化发展的深入，临床医学分科越来越细，在疾病诊疗水平不断提高的同时，医学的科学性受到了临床医生越来越多的关注，而医学的社会性、人文性，以及群体性健康问题，突发公共卫生事件的临床发现、处置问题被一定程度弱化了。但始于2002年年末的"非典事件"，以及其后发生的"三聚氰胺"等事件使我们更加坚定地相信加强临床医学生预防医学教育具有重要的科学意义和深远的社会意义。

　　一直以来，我国临床医学必修课程中就设置有"预防医学"或"卫生学"课程。但这门课程在内容编排上沿袭了传统的预防医学思维模式，集预防医学的"五大卫生"、流行病学、卫生统计学、社会医学和社区卫生服务等内容为一门课程，其实质是预防医学专业课程的"缩减版"。这种内容编排与临床实际脱节，学生难以学以致用，因此，我们一直在思考，并付诸实践，探索临床医学专业的预防医学课程如何能与临床医学真正结合。

　　临床预防医学是应用预防医学的理论和方法，在临床工作中，针对疾病危险因素，通过采取个性化的干预措施，从而预防个体疾病的发生和发展；通过临床个体患者，及时发现群体性疾病、群体性健康问题和突发公共卫生事件并给予恰当处置，从而预防疾病，保护和促进公众健康的一门科学。

　　临床预防医学是在临床医学的个体化服务和预防医学的疾病防治、健康促进思想的基础上，通过总结慢性病防治和突发公共卫生事件处置经验而逐步发展起来的一门学科。她突破了传统预防医学只强调"群体"的思维模式，也突破了传统临床医学只开展个体疾病诊疗的工作范畴，将临床医学的个性化服务和预防医学的"预防"思想相结合，针对个体开展预防服务。强调医学科学精神与医学人文精神的融合，在个体临床预防服务中，强调科学评价和指导，强调与服务对象的沟通，强调服务对象及其家庭的参与；在群体性疾病、群体性健康问题和突发公共卫生事件的发现和处置中，强调群体的观念，强调法律意识和自我保护意识。

　　临床预防医学是沟通临床医学与预防医学的桥梁。为了改变临床医学生预防医学教育与临床实践脱节，实验教学过分强调基础验证性实验，忽视学生自主创新思维和综合设计能力的培养，缺乏应对突发公共卫生事件能力培养等问题的现状，改革现行的大课教学加实验室实验的教学模式，我们针对临床医学专业本科生探索性地开设了"临床预防医学"课程，并组织编写了这本《临床预防医学实验教程》。

　　本教材主要供临床医学等非预防医学专业本科生使用。在内容设计上，从"临床预防医学综合基础知识、基础验证型实验、综合设计型实验、拓展创新型实验、应急能力培养"等五个方面对实验课程进行整合优化编写。力求将预防医学与临床实践相结合，采用临床实际案例,引导学生从预防医学的角度独立思考、分析临床问题,力求使学生能将预防医学知识和理念应用于临床实践;力求体现"以学生为主体,教师为主导,融知识传授、能力培养、素质教育为一体"的教育理念;力求将医学人文精神的培养和国家有关疾病控制的相关法律法规教育融入临床预防医学实验教学中;围绕"三三四"特色实验教学体系[即抓三基(基本理论、基本知识、基本技能),推三新(新体系、新内容、新方法),促四能(学习能力、实践能力、创新能力、应急能力)],在内容编写上,注重新颖性、启发性、科学性和实用性,充分反映临床预防医学的新理念和新知识,力求突出能力培养特点,切实提高学生独立思考、发现、分析和解决问题的能力。

　　在本书的编写过程中,得到了科学出版社、贵阳医学院、贵阳医学院公共卫生学院领导和有关同志的关心和支持,得到了预防医学、医学心理学、流行病学和卫生统计学等教研室的大力支持,参与编写的全体教师付出了艰辛的劳动,在此一并致以深切的谢意。

　　目前,临床预防医学的许多理论和方法尚不够成熟。开设"临床预防医学"课程是我校临床医学专业本科生"预防医学"教学改革的一项内容,作为一种探索,本书在编写过程中,虽然全体编写者努力工作,但限于水平,书中必然会有许多不足之处,甚至难免会有错误之处,希望各位读者、使用本书的师生及同行专家能给予指正,我们也会在今后的教学工作中不断地进行充实和完善。

宋沈超

2012 年 4 月

目　　录

第一章 临床预防医学综合基础知识

第一节 临床实践中的预防医学

实验一 健康危险因素与临床预防

一、实验目的

作为临床预防医学的综合基础知识,使学生掌握健康危险因素的概念,正确理解健康教育、健康危险因素评估和干预在临床预防中的意义,初步建立临床预防的观念,为以后章节的学习奠定基础。

二、实验学时

3学时。

三、实验方法

本实验是通过临床预防医学绪论的学习,在学生掌握健康危险因素、疾病三级预防和临床预防的基本概念的基础上进行。实验首先由教师介绍实验案例,通过问题提问,引导学生逐层展开对案例的分析和讨论;课后,利用网络教学平台,继续与学生讨论,答疑,并指导学生完成实验报告。

四、实验要求

1. 实验背景知识与技能要求　要求学生复习绪论中有关健康危险因素、健康教育和临床预防的相关概念。

2. 实验报告要求　在课堂讨论的基础上,课后学生完成实验报告。报告按"实验六 实验报告的撰写格式与要求"的格式撰写。

五、实验背景知识

健康危险因素(health risk)指能使疾病或死亡发生的可能性增加的因素,或者是能使健康不良后果发生概率增加的因素,可分为环境因素、个人行为因素、生物遗传因素、卫生保健因素。

研究表明,在心、脑血管疾病、糖尿病、恶性肿瘤等慢性病的诸多危险因素中,有些因素通过干预是可以改变的,从而可以减少或降低健康不良后果发生的概率。这类危险因素主要是不健康的行为和生活方式因素,即行为危险因素,包括吸烟、酗酒、不合理膳食、缺乏充足的睡眠与休息、高血压、高血脂、肥胖、缺少运动等。

健康危险因素评估(health risk assessment,HRA)是研究危险因素与慢性病的发病率及死亡率之间的数量依存关系及其规律性的一种技术。它研究人们生活在有危险因素的环境中未来患某种特定疾病或因某种特定疾病导致死亡的概率,以及当改变不健康行为,消除或降低危险因素后,患病、死亡及危险改变的情况、可能延长的寿命。其目的是促进人们改变不健康行为,减少危险因素,提高健康水平。

作为一名临床医生,在临床工作中不仅要重视对现有疾病的治疗,还应重视临床预防服务,掌握健康危险因素的收集、评估和干预方法,及时发现健康危险因素并开展临床预防服务。

临床预防服务(clinical preventive service)是指由医务人员在临床场所(包括社区卫生服务工作者在家庭和社区场所)对健康者和无症状"患者"的健康危险因素进行评价,实施个性化的预防干预措施来预防疾病和促进健康。临床预防服务主要针对个体的健康者和无症状"患者",服务提供者是临床医生。

在临床预防服务中,大多数被服务对象还没有发生特定的疾病,要求医务人员具备将患者的危险因素与未来可能发生的主要健康问题联系起来的思维模式。医生通过收集求医者的健康危险因素并进行评估,与求医者共同制订改变不健康行为的计划,督促求医者执行干预计划等,促使他们自觉地采纳有益于健康的行为和生活方式,消除或减轻影响健康的危险因素,预防疾病、促进健康、提高生活质量。

临床医务人员占整个卫生队伍的多数,且大约78%的人每年至少要去看一次病,平均一年三次。医务人员与"患者"直接接触机会多,通过实现个体健康危险性的量化评估,制定控制疾病危险因素的健康干预策略,能有效地调动个人改善不良行为与生活方式的积极性和主动性。患者对医务人员的建议也有较大的依从性;医务人员可通过随访了解患者的健康状况和行为改变的情况,及时有针对性地提出预防保健的建议,有利于管理个人的健康状况,纠正不良的健康行为、早期发现疾病并及时治疗,有利于改善患者生活质量并延长寿命。

六、实验内容与案例

(一)日常诊疗工作中的临床预防服务

【案例一】 患者,女,41岁,事业单位专业技术人员。某日早上其儿子发现她昏倒在床边,神志不清,口角歪斜,身边有呕吐物,马上把她送往医院。

医院检查,血压180/120mmHg。CT诊断为脑出血。经过抢救挽回了生命,但留下一侧肢体行动障碍。

患者平时身体不错。1年前单位体检时,发现血压偏高,血糖偏高,但一直没有坚持治疗。由于没有什么不适,她也很少测量血压。患者的父亲患有高血压,3年前因中风去世。哥哥也患有高血压。

患者2年前离婚后,生活较为艰辛,脾气急躁,除要照顾上高中的儿子外,工作压力也很大,常常工作到深夜。该患者3天前曾因"感冒"到门诊看病,医生在问诊后给她开了些治疗感冒的药物,没有做任何检查。

【问题1】 如果你是门诊医生,在你的日常诊疗中,对前来就诊的病人除了对当前的病症问诊和治疗外,你认为还应了解哪些情况?

该患者患有高血压,糖尿病,生活和工作压力都较大。在医生的记录中只注明了感冒,但未提及病人的高血压史、糖尿病史、家族史、生活和工作压力等问题,病史中无有关病人血压、血糖水平的记录。

【问题2】 如果医生了解了该患者的上述情况,应该采取哪些措施?

【案例二】 患者,男,52岁,工人。某日劳累后于凌晨突发大面积心肌梗死,经医院抢救无效死亡。

患者长期在外从事水电工程安装。常有"胃痛",服药后缓解。数年前单位体检时发现"血脂偏高",没有引起重视,也没有做任何治疗。1年前曾因感觉"胸口闷"而到医院检查,经多次心电图检查均无异常发现,未做任何治疗。

患者体胖,性格急躁,喜食油腻食物,长期吸烟,酗酒,没参加任何体育锻炼,经常打麻将到深夜。其父亲10年前因心肌梗死去世,其哥哥、姐姐都患有高血压。

【问题1】　患者经常发生"胃痛",且已感觉"胸口闷",并有"血脂偏高"的情况,在多次心电图检查无异常发现时,作为临床医生应该怎么办?

【问题2】　上述2个案例有哪些共同特点?给你什么启示?

(二) 临床预防服务——个体健康危险因素评估与干预

【案例三】　患者,男,55岁,每天吸烟20支,血压160/105mmHg,体重正常,有高胆固醇血症,无高血压家族史,不饮酒,无糖尿病,不参加锻炼。其健康危险因素评估结果见表1-1。

表1-1　该患者冠心病患病危险因素评价

危险指示	测量结果	危险分数	组合危险分数	医师建议改变的危险指数	新危险分数	新组合危险分数
吸烟	20支/天	2.37		戒烟	0.68	
高血压	是	1.19		舒张压降低10mmHg	1.02	
体重	正常	0.71			0.71	
高胆固醇血症	是	1.41	2.62		1.41	0.57
高血压家族史	无	0.64			0.64	
饮酒	否	0.83			0.83	
糖尿病	无	0.78			0.78	
锻炼	否	1.36		参加锻炼	0.71	

该年龄组男性冠心病的发病率为113.7/10万,根据上表危险因素评估结果,则该男性冠心病发病的危险是该年龄组男性的2.62倍,其未来1年冠心病的发病危险为0.003,未来5年发病危险为0.015;如果能够戒烟并控制血压,则其冠心病发病的危险性将大大下降,仅为该年龄组男性的0.57倍,未来1年冠心病的发病危险为0.000 6,未来5年的发病危险为0.003,即发病危险降低为目前的1/5。

【问题】　根据上述三个案例,谈谈你对健康危险因素评估和临床预防的认识。

很多情况下,病人所经历的疾病或死亡在生命的早期都可以有效预防。在发生疾病(如冠心病和肠癌)、外伤(如车祸)的几个月、几年或几十年以前就可发现有一定的危险因素或亚临床疾病状态,但都没有得到很好的检查和干预治疗。像这些病人一样不重视预防而导致疾病或早死的情况并不少见。

在我国,每天有成千上万的人去医院看病,其中有很多人如果能在早年认识到潜在的健康危险因素并采取一定的预防措施是能够阻止疾病和早死的发生的。如果在病人看似健康的时候就能检测和处理这些危险因素,就可以避免危险因素的长期作用而导致最终不得不进行创伤性治疗(如化疗、外科手术、透析等)及发展为慢性疾病(疼痛、瘫痪、精神疾病、致残、死亡等)。

事实表明可以通过相对简单的干预措施(改变不良的行为如吸烟、免疫接种、筛检早期疾病等)预防那些在人力、物力和财力上花费很大的疾病和早死。作为医生,在处理目前病人疾病的同时,还应着眼于他/她将来的健康问题。

(宋沈超)

实验二　临床医生在突发公共卫生事件应急处置中的职责案例讨论

一、实验目的

通过实验,使学生建立在突发公共卫生事件应急处置中的职责意识和法律意识,提高临床医学生对公共卫生工作的理解和重视。初步掌握《执业医师法》、《传染病防治法》、《食品安全法》、《突发公共卫生事件应急条例》、《国家突发公共卫生事件应急预案》、《群体性不明原因疾病应急处置方案(试行)》、《突发公共卫生事件与传染病疫情监测信息报告管理办法》等法律法规和预案的有关规定。

二、实验学时

5 学时。

三、实验方法

本实验分 2 次进行。第一次 3 学时,教师首先介绍案例,然后组织学生围绕案例提出的问题进行课堂讨论。第二次 2 学时,由教师随机抽取学生为大家做"案例分析报告"。最后,教师组织学生对本次实验的收获和不足进行讨论并总结。

四、实验要求

(1) 学生课前预习本实验相关案例和提出的问题,并根据案例提出的问题查阅有关《执业医师法》、《传染病防治法》、《食品安全法》、《突发公共卫生事件应急条例》、《国家突发公共卫生事件应急预案》、《群体性不明原因疾病应急处置方案(试行)》、《突发公共卫生事件与传染病疫情监测信息报告管理办法》等法律法规的相关内容,初步掌握上述法律法规中涉及临床医生职责义务的规定。

(2) 在实验带教老师的指导下,由每名学生自己查找 1 个临床处置突发公共卫生事件的案例,写出案例分析报告作为本次实验报告提交给带教老师,并制成演示文稿,以备在课堂上报告。

(3) 实验报告要求:"案例分析报告"为扩展实验,其内容不仅涉及临床工作中医生对传染病和突发公共卫生事件的职责和义务,同时扩展到在应对突发公共卫生事件中医院的职责和存在的问题、对有关法律法规问题的思考。报告的主要内容要求包括:①案例发生经过简介;②患者就诊和临床处置过程;③案例涉及的有关法律问题;④对案例处置过程中存在问题和涉及的法律问题的思考。

五、实验背景知识

突发公共卫生事件(emergent events of public health)是指突然发生的,造成或者可能造成社会公众健康严重损害的重大传染病疫情、群体性不明原因疾病、重大食物和职业中毒以及其他严重影响公众健康的事件。

突发公共卫生事件的突然性和群体性对社会公众的影响十分巨大。在我国各类突发公共卫生事件中,以传染病事件为主,其次为食物中毒事件、职业中毒和环境因素事件。

近年非典型性肺炎(severe acute respiratory syndromes,SARS)、禽流感、三鹿奶粉事件等突发公共卫生事件的暴发,暴露出我国医疗卫生体制和机制方面存在的一些问题和不足,也使社会各界开始关注临床医生在应对突发公共卫生事件中的职责。

国家有关突发公共卫生事件的立法日益完善,医疗机构在突发公共卫生事件应急处理中的职责越来越明确。2003年5月9日,《突发公共卫生事件应急条例》颁布实施,2007年11月1日,《中华人民共和国突发事件应对法》正式实施。我国目前已经制定涉及突发事件应对的法律35件、行政法规37件、部门规章55件,有关文件111件。日益健全的法制环境,为突发公共卫生事件的应急处理提供了有力保障。

我国高等教育中"医防分离"的医学教育体制,造成临床医学生重视临床学科而忽视预防医学的学习,普遍缺乏应对突发公共卫生事件的相关知识和意识。在SARS疫情突然来临时,临床医生和公共卫生工作者互不了解对方的工作方式、特点,不能及时沟通、协作,造成了重大损失。因此,必须加强临床医学生公共卫生学教育。

传染病疫情和突发公共卫生事件应急处理是医疗机构承担的最重要的公共卫生工作。医疗机构要做好这两项工作,离不开临床医生及时报告和处理。因此,加强临床医学生突发公共卫生事件应急处理职责和法律法规教育,使其在进入临床工作前就明确自己应负的职责,了解相关法律法规对医疗机构完成突发公共卫生应急处理工作任务具有十分重要的意义。

根据《执业医师法》、《传染病防治法》、《食品安全法》、《突发公共卫生事件应急条例》、《国家突发公共卫生事件应急预案》、《群体性不明原因疾病应急处置方案(试行)》、《突发公共卫生事件与传染病疫情监测信息报告管理办法》,临床医生在突发公共卫生事件应急处理中的主要职责包括:履行法律规定的义务,及时准确的诊断和判定事件性质,及时规范地做好突发公共卫生事件的报告,真实、及时准确地记录患者信息,协助有关部门开展标本的采集、流行病学调查工作,全力做好病人的救治,服从卫生行政部门的调遣和开展对突发公共卫生事件的研究。

六、实验案例与讨论

【案例一】 2002年11月16日晚,广东某市一位45岁男性无明显诱因出现发热、头痛和周身不适。起初他以为是患了感冒,自己服了些感冒药,未见效果,体温上升为39度并持续不退。几天后,他在家人陪同下到某区医院住院治疗。医院给他服用了些常规感冒药和抗生素。三四天后,病人肺炎表现加重,有明显啰音,气促,拍胸片发现阴影扩大。25日,被紧急转送某市第一人民医院。几天后,一直近距离照顾他的四位亲友相继出现类似症状。

2002年12月5~6日,深圳某餐馆的36岁男性厨师感觉不舒服,畏寒、全身无力,高烧至39度。开始,也以为得了感冒,没太当回事,几天后回到某县老家休养。一周后,病情加重,呼吸困难。12月15日,被家人送到某人民医院治疗,医生诊断为"重度肺炎"。两天后,因病情恶化,他被转送到某医院。随后,某医院曾为他治疗过的8名医护人员先后有了类似症状。

2002年11月28日某医院呼吸内科收治了一位男性35岁患者。该患者因为高热入院,入院后2天,原本不明显的肺炎很快发展为呼吸衰竭,经过一周左右的呼吸机支持治疗后,患者的情况渐渐好转,医院诊断为"重症肺炎"。当时患者使用了当今最为优秀的抗生素之一:泰能,仍然无法控制肺炎,这是非常少见的。

【问题1】 上述三个案例有哪些特点应该引起临床医生的注意?

【问题2】 什么是群体性不明原因疾病?

【问题3】 如果临床医生怀疑发生了群体性不明原因疾病,根据该疾病的特点,应该考虑哪些问题和如何处置?

（1）该疾病是否具有传染性?如果具有传染性,可能的传播途径?

（2）该疾病的病情是否凶险?

（3）对患者应该如何处置?

（4）对医护人员和患者家属等密切接触者应该如何处置?

（5）医院是否应该按照发热门诊的要求,尽快建立分诊制度?

（6）医护人员应如何进行个人防护?

（7）对可能被污染的物品、场所、环境、动植物等如何处置?

（8）如何立即在各业务科室开展监测工作,以便发现类似病例就诊,及时进行报告?

（9）是否应按照聚集性病例或"不明原因肺炎"进行疫情报告?

【案例二】 2002年12月31日,某医院向某区疾控中心报告收治了来自某市的"肺炎"病人,症状与一般肺炎有所不同,与之接触过的医务人员中有人感染。该疾病在当时不是法定报告传染病,某区疾病预防控制中心接报后即刻赶赴医院对该病例进行了流行病学个案调查,随后将调查情况报告上级部门。

2003年1月2日,该省卫生厅接到某市人民医院一份传真函称:该院收治两例重症肺部感染病人(已转院治疗)后,7名医护人员感染发病。

【问题1】 据了解,在本次肺炎事件中,该省多家大型综合医院都收治了同样的病人。但为什么只有少数几家医院及时上报了疫情?谈谈你的思考。

【问题2】 发现突发公共卫生事件后,责任疫情报告人报告疫情的程序、内容和报告时限有哪些要求?

【问题3】 如果所有医院和医务人员都忽视疫情报告工作,结果会怎样?

【案例三】 3月1日,北京接收了第一个输入性非典病例。患者是一名山西省的女商人于某。2月中旬,她想去广东进货。当时,她已经听到过一些关于广东闹非典的传闻,对此行也有些担心。她的母亲在当地一家报社工作,特地查阅了一些报纸,并给在广州工作的同行打电话询问,得到的答复是:"都是谣传,没那么严重"。得到安慰后,2月18日,她和弟弟随身带着一些板蓝根就出发了。2月22日,在深圳开往广州的火车上,她感到浑身乏力,发热。回到太原后,发热38.8℃。她来到太原的一家大医院,还对医生说:"我是从广州回来的,会不会得了非典?"医生一边笑着安慰她"不要大惊小怪",一边给她开出了阿奇霉素等静脉点滴。她担心诊断有误,当晚还到另一家医院又检查了一次,结果也是"感冒"。25日,她高热达40℃,去医院改输青霉素,病情仍未控制住。家人就把她送到了北京。在随后的几天里,她的母亲、父亲、弟弟、弟媳和一岁多的孩子相继染病住院,在太原与她接触过的三名医护人员也被感染。从这一天开始,北京陆续出现了一个又一个的非典病例。据统计,截至6月24日,我国内地共有24个省区市先后发生非典型肺炎疫情,共波及105个城市和120个县。累计报告非典型肺炎患者5327名,死亡348名。

【问题1】 请谈谈你对这个案例的思考。

【问题2】 谈谈提高临床医务工作者发现和处置突发公共卫生事件能力的意义。

【问题3】 这次的非典事件给我们什么启示？从中我们可以得到哪些经验和教训？

（宋沈超）

第二节　临床实践中的群体与个体概念

实验三　临床正常参考值的制定与正确理解实例分析

一、实验目的

掌握临床正常参考值的概念及其意义,熟悉制定临床正常参考值的步骤,掌握具体计算方法及如何根据不同的资料选择不同的方法。

二、实验学时

2 学时。

三、实验方法

本实验分两部分,第一部分 1 学时,教师首先介绍实验背景知识,阐明临床正常参考值的概念与意义,然后,引导学生就案例中提出的问题进行讨论,在学生理解了临床正常参考值的概念、意义和制定方法后,开始指导学生进行正常参考值制定的课堂练习。

四、实验要求

(1) 本实验要求学生准备一个统计计算器、练习本。

(2) 复习《医学统计学》教材中"计量资料的统计描述"内容,重点复习其中"正态分布及其应用"内容。

(3) 在教师的指导下,学生在课堂上完成实验报告。

五、实验背景知识

1. 临床正常参考值的概念　临床正常参考值,即参考值范围。在医学上,常把绝大多数正常人的人体形态、功能和代谢产物等各种指标观察值的波动范围称为该项指标的参考值范围。

这里的"正常人"不是绝对健康的人,而是指排除了影响所研究指标的疾病和有关因素后的同质人群。"绝大多数"最常用的是 95%,也可计算 90%、99% 等。计算参考值范围时,还要根据该指标在人群的分布是服从正态分布还是不服从正态分布,分别采用正态分布法或者百分位数法。

2. 制定临床正常参考值的意义　由于生物个体变异是客观存在的,同是正常人,某一形态、功能和代谢指标的测定结果有大有小,每个正常人的测量值有所不同,即使是同一个人也会因机体的内外环境变化而相应地波动,因此临床医学数据并非是常数,而往往是一个波动范围。根据临床经验,结合一定的统计学方法,计算出一定数量的正常人某指标的一个范围,这就是临床正常参考值范围,临床上以该范围作为判断某人该指标是否正常的参考标准。但是,也正因为个体差异的客观存在,加之选定样本含量多少、范围大小等因素,所以在临床上不能仅凭某一项临床指标超过参考值范围就做出诊断,还必须结合临床表现和其他检验结果,才能做出合理的疾病诊断。

3. 临床正常参考值的制定方法 具体制定方法请参考教材相关内容。

六、实验案例与讨论

【案例】 肺活量是衡量儿童体质发育的重要指标。为评价某地 10 岁儿童的体质发育状况,急需制定该地 10 岁儿童肺活量的正常参考值范围。

【问题1】 要制定该地 10 岁儿童的正常参考值范围,可以采用哪些方法获得研究对象?

【问题2】 研究对象的入选和排除条件应该如何确定?

【问题3】 制定正常参考值的样本含量一般应该多大?为什么?

【问题4】 请问在制定正常参考值范围时是对所有的儿童制定一个标准呢?还是需要制定不同性别的参考值范围?

【问题5】 参考值范围一般常取95%,但是需要考虑用单侧还是双侧,请问如何选择单双侧?

【问题6】 如果收集到的资料呈正态分布,则应该如何计算参考值范围?如果是不符合正态分布的,又该如何计算正常参考值范围?

【上机实验操作】 某地研究者想制定该地 10 岁男孩肺活量的正常值,在该地随机抽取 114 名 10 岁男孩,测其肺活量(见数据库 3.1)。请根据数据库提供的资料估计该地 10 岁男孩肺活量的95%正常参考值范围,并在实验报告中回答以下问题:

(1)满足哪些条件,该数据库计算出的某地 10 岁男童肺活量的95%参考值范围才可以代表该地 10 岁男童,并作为该地 10 岁男童肺活量的正常参考值范围?

(2)如果该地某 10 岁男童肺活量大于或小于上述正常参考值范围,可能的原因有哪些?

(朱　焱)

实验四　疾病临床表现个体差异的流行病学意义案例讨论

一、实验目的

通过本实验,使临床医学生能正确理解疾病临床表现个体差异,以及个体与群体的关系,学会用概率论的观点理解疾病的临床表现,并用于指导临床实践。

二、实验学时

2 学时。

三、实验方法

教师组织学生认真阅读本实验中案例内容,并根据案例材料后面的问题,引导学生思考和讨论。最后教师进行总结,学生完成实验报告。

四、实验要求

1. 实验背景知识与技能要求 ①掌握个体、群体、分布、正常值、变异、概率、平均数、百分位数等基本概念;②掌握率的计算方法,重点掌握事件发生率的计算方法。③复习医学统计学中正常值的制定,预习流行病学中临床诊断试验等相关内容,并查阅本实验各案例涉及的疾病的相关资料。

2. 实验报告要求　在充分讨论的基础上,根据实验要求,回答案例所提的问题,撰写实验报告。

五、实验背景知识

由于每位患者的年龄、性别、个性特征、病情严重程度、病程、合并症等的不同,使疾病的临床表现出现多种多样的变化,每位患者都会表现出与其他患者不同的特点。但是,在大多数临床医学教科书中,通常都是以典型的临床表现介绍疾病,使得医学生头脑里对一些疾病留下的印象主要是它们的典型临床表现,当碰上不典型的患者时就有可能导致漏诊和误诊。例如,细菌性痢疾的特点为"腹痛、腹泻、脓血便,伴里急后重";大叶性肺炎的特点为"寒战、高热、咳嗽、胸痛、铁锈色痰"等。但在临床实践中,严重的中毒性痢疾可能至死连一次大便都没有;老年人的肺炎也可能发热不明显,咳嗽也不重。

教科书的任务是对有关疾病做普遍特征的描述,而临床医生要解决的是眼前具体患者的问题。因而临床医生在利用教科书的知识来指导实际工作时,还必须充分掌握眼前这个患者的个体特点。因此,只有正确理解不同患者间可能存在的千差万别,才能做出恰如其分的个体针对性的处理。

从流行病学的角度看,任何一位患者都是该疾病总体中的一分子。在某疾病的总体中,任何一种临床表现都是以一定的概率出现的。教科书中的典型临床表现是出现概率较大的表现,而出现概率较小的表现在一般教科书中不一定被描述,但在临床实践中却有可能碰上。分析临床已发表的有关疾病误诊、漏诊的病例报道可见,导致误诊与漏诊的主要原因正是由于患者临床表现不典型,有的患者甚至被长期误诊。

正如表 1-2 所示,当一位 60 岁的男性患者出现典型的心绞痛症状时,他被确诊为冠心病的概率是 94%;如果是同年龄的女性,她被确诊为冠心病的概率为 90%。相反,如果一位30 多岁的女性,发生非心绞痛样胸痛,她实际被确诊为冠心病的概率不到 1%。

表 1-2　心绞痛症状在诊断冠心病方面的价值(可能性,%)

年龄(岁)	典型心绞痛 男(女)	不典型心绞痛 男(女)	非心绞痛疼痛 男(女)
30~	69.7 (25.8)	21.8 (4.2)	5.2 (0.8)
40~	87.3 (55.2)	46.1 (13.3)	14.1 (2.8)
50~	92.0 (79.4)	58.9 (32.4)	21.5 (8.4)
60~69	94.3 (90.1)	67.1 (54.4)	28.1 (18.6)

六、实验案例与讨论

【案例一】　近来某社区卫生服务中心接诊了许多甲肝病人,这些患者就诊原因各不相同,有的患者因感冒症状:头痛、发热、乏力等前来就诊;有的以消化道症状:如纳差、厌油、恶心、腹胀、腹泻等就诊;部分患者因尿色加深,巩膜出现黄染的症状就诊;还有部分患者具备了上述多种症状。部分患者临床表现逐渐加重,部分患者有皮肤黄染表现,实验室检查结果显示,所有患者都出现了谷丙转氨酶增高。

【问题1】　根据上述案例资料,你认为这些患者有可能被分别诊断为哪些疾病?

【问题2】　如何用群体的观点解释他们之间临床症状表现的差异?

在临床上,同一种疾病的不同个体之间临床表现往往并不完全一致,这与患者疾病的型别、病程、严重程度、个体的反应性有关。从群体的角度分析,各种临床表现的出现有一定的概率。研究证明,感染了甲型肝炎病毒之后,不一定都出现典型的临床症状。有相当一部分人感染后可没有任何症状,甚至肝功能检查也正常,而到恢复期却可产生抗甲型肝炎病毒抗体。另一部分人经过 2~6 周的潜伏期,才出现临床症状,但不同的人临床表现可有不同。如有的人可有发热、关节痛、乏力、食欲不振、恶心甚至呕吐、腹胀、腹泻等,数日(一般 1 周)后出现黄疸,表现为尿色发黄和皮肤巩膜黄染,这种为急性典型甲型肝炎;有的人则症状很轻,不出现黄疸,只是在检查肝功时发现转氨酶升高;有的人无症状,转氨酶只有短暂升高后即恢复正常,或根本不升高,而只有抗甲型肝炎病毒免疫球蛋白 M(IgM)抗体 1 : 4000 以上阳性,到恢复期 IgM 抗体消失,代之以抗甲型肝炎病毒免疫球蛋白 G(IgG)抗体阳性。

表 1-3 是某地人群甲肝各种临床症状出现的概率统计结果。

表 1-3　某地甲肝临床症状出现的情况

症状	出现情况
发热	甲肝的早期症状之一,发生率 78.0%,无发热的病人 22%,部分病人曾有畏寒或低热而没有测过体温,实际有过发热者至少在 90% 以上。
乏力	病程中出现乏力多达 93.7%,有乏力者中,于第一日占 68.5%。
食欲不振	发病第一天食欲不振占 65.5%,第二天有 30.7%,>第 7 天出现占 3.8%。
厌油	60.8% 的病例出现厌油症状。
恶心	81.5% 的病例有恶心症状。
呕吐	49.0% 的病例有呕吐症状。
腹胀与腹痛	腹胀出现占 34.1%,腹痛症状占 20%。
腹泻	腹泻症状有 7%。
尿色增深	96.4% 的患者出现尿色增深的症状。
巩膜黄染	88.7% 的患者出现尿色增深的症状。
肝脾肿大	肝脏能在右肋缘下被触及占 83.7%,伴有肝脏触痛有 69.8%。脾脏可在左肋缘下扪及的仅占 2.5%。
皮疹	2.2% 的病例有皮疹。

【问题 3】　表 1-3 的资料对甲肝的临床诊断有何启示?

【问题 4】　如何用流行病学方法将疾病的个体表现差异现象表达出来?

【案例二】　1 例不典型心绞痛冠心病患者病例分析

患者,男,52 岁,工人。因急性心肌梗死急诊入院,经抢救无效死亡。该患者有“胃溃疡”史 10 余年,主要表现为上腹部疼痛,剑突下压痛明显,无反跳痛,临床诊断为胃溃疡。一开始,服用雷尼替丁或甲氧氯普胺后稍事休息“胃痛”即可好转。近年胃痛症状逐渐加重,发作次数增加,且持续时间较长,往往服药后需卧床休息。去年,有医生曾怀疑患者的胃痛为冠心病的表现,故曾作心电图检查,未见异常。患者既往体健,除胃痛外无其他疾病。患者嗜烟酒,经常通宵打麻将。本次入院前 1 天,因劳累后感觉疲倦回家睡觉,次日凌晨 2 时发生急性心肌梗死被家属送医院急救。经冠状动脉造影检查发现,患者有陈旧性心肌梗死。

【问题 1】　请阐述典型心绞痛的临床表现。

【问题 2】　该患者的“胃痛”与典型心绞痛的表现有何差异?

【问题3】 如果患者的"胃痛"是不典型心绞痛或心肌梗死的临床表现的话,如何解释患者服用雷尼替丁或甲氧氯普胺后稍事休息"胃痛"即可好转?

【问题4】 如何解释患者的陈旧性心肌梗死与心电图检查未见异常?

【问题5】 本案例对临床诊断工作有何启示?

【案例三】　妇科恶性肿瘤早期诊断策略

敏感的肿瘤标志物是妇科恶性肿瘤早期诊断的重要手段之一。CA125 是诊断卵巢癌的主要肿瘤标志物,在临床症状明显的卵巢癌患者中,85% 以上会有血清 CA125 的升高(>35kU/L)。在 FIGO 临床分期 Ⅱ~Ⅳ期的卵巢癌患者中,90% 以上会有血清 CA125 的升高并且与分期呈相关性,但是在早期卵巢癌 CA125 升高者仅占 50%。如果将血清 CA125 作为初筛手段,一部分早期患者势必会漏诊,对于早期卵巢癌诊断敏感性较低一直是制约 CA125 作为一线筛查手段的主要因素。近年来新发现的一些肿瘤标志物在卵巢癌的早期诊断中显示出较好的前景,如血浆溶血磷脂酸(plasma lysophosphatidic acid,LPA),肿瘤相关的半乳糖转移酶,免疫反应性抑制素 C,癌胚抗原(CEA),人附睾蛋白 4(HE4)以及 CA7224 等。新近研究发现,CA25、HE4、CEA 和 VCAM1 多种标志物联合检测可明显提高卵巢癌的早期诊断率,敏感性为 86%,特异性达 93%。

【问题1】 根据以上资料,你如何理解肿瘤标志物对卵巢癌诊断的临床价值?

【问题2】 如果某位妇女血清 CA125 阴性,而 HE4 和 CEA 阳性,你如何做出临床诊断决策?

【问题3】 可以采取什么策略提高卵巢癌早期发现率?

(杨敬源)

实验五　疾病临床疗效个体差异案例讨论

一、实验目的

通过本实验,使学生能正确理解临床治疗过程中不同个体间存在疗效差异的现象及其产生的原因,初步建立在临床诊疗过程中针对特定患者制定最适合其个体特征的个性化治疗决策的思想。

二、实验学时

2 学时。

三、实验方法

教师首先组织学生认真阅读本实验中案例内容,然后,根据案例材料后面的问题,引导学生思考和讨论。最后教师进行总结,学生完成实验报告。

四、实验要求

1. 实验背景知识与技能要求　要求学生复习临床疗效研究的相关知识,事先查阅临床疗效个体差异的相关文献。

2. 实验报告要求　在课堂讨论的基础上,课后学生完成实验报告。报告按"实验六 实验报告的撰写格式与要求"的格式撰写。

五、实验背景知识

尽管长期以来，人们已经习惯了针对同一种疾病按照相同的剂量服用同样的药物，但临床实践证明，不同病人对同一种药物或同一种治疗方法的反应（包括疗效和毒性）存在着量与质的差别，即使病人的年龄、性别和生活条件完全相同，对于同一剂量的同一种药物也可有不同的反应，这种个体与个体间的差异就是临床疗效的个体差异。

具有显著的个体差异是人类生命的重要特征。患者个体临床疗效的差异是制约医疗质量、实现治疗决策最优化的关键因素。治疗决策最优化的过程，本质上是针对特定的患者制定最适合其个体差异的决策过程。在治疗决策中采用怎样方式认识个体差异？在治疗决策中如何评估个体化治疗方案？这是实现治疗决策最优化须面对的两个核心问题。针对每个患者制定个体化的治疗方案，可以提高疗效，减少不良反应，同时减轻患者的痛苦和经济负担。因此，正确理解临床疗效的个体差异，对临床医生具有十分重要的意义。

导致临床疗效差异的原因较为复杂，包括遗传因素和获得性因素（年龄、体重、健康状况、生活方式、疾病严重程度、病程、合并症、药物的交互作用等）。从流行病学的角度来看，临床疗效表现为一定的概率，如单一降压药的有效率仅为 42% ~59% 左右。因此，在对一种药物或疗法进行疗效评价时，流行病学看重其在人群中实验效应显现的概率，不因个别疗效异常而否定总体效果，但也同时强调，在临床实际应用中，在实验流行病学提出的疗效依据基础上，充分考虑患者的个体化特征，选择适合的治疗方法。

六、实验案例与讨论

【案例】　阿司匹林，又名乙酰水杨酸，是一种历史悠久的解热镇痛药，最初用于治感冒、发热、头痛、牙痛、关节痛、风湿病，随着研究的进一步深入，又发现了阿司匹林还能抑制血小板聚集，用于预防和治疗缺血性心脏病、心绞痛、心肺栓塞、脑血栓形成，应用于血管形成术及旁路移植术也有效。

患者 1，男，68 岁。患冠心病 5 年，同时伴有胃溃疡病，最近自觉心悸、胸闷、头晕及胸痛等症状，门诊诊断为心肌梗死收治入院。查体：体温 36.6℃、脉搏 100 次/分、呼吸 20 次/分、血压 15/11kPa。心电图示：室性心悸，Ⅰ°房室传导阻滞，急性下壁、前壁、侧壁心肌梗死。给予心血管系统药物治疗的同时口服肠溶阿司匹林 300mg，每日 3 次，有时在空腹情况下也立即服用。10 天后，患者自我感觉良好，无胸闷、头晕及胸痛，偶有心悸。体温正常，血压稳定，食欲尚可，胃纳逐步增加。于第 14 天，在无特殊不适的情况下，突然上消化道大出血，排出柏油样粪便，立即给予氨甲苯酸、酚磺乙胺、西咪替丁、立止血、奥美拉唑等静脉注射及输液，同时口服去甲肾上腺素口服液止血处理，症状未见好转，最终并发应激性溃疡及重度失血性休克，抢救无效而死亡。

患者 2，女，71 岁，因高血压病长期服用拜阿司匹林片 100 mg/d，美托洛尔 12.5 mg，2 次/天，两年多服药期间无特殊不良反应。于 2010 年 6 月因无痛性肉眼血尿入院，实验室检查：尿蛋白(++)，潜血(+++)。血尿素氮(BUN)：8.08 mmol/L，肌酐(Cr) 160 μmol/L。B 超检查：双肾、输尿管、膀胱未见明显异常，膀胱镜检查：未见异常。诊断：尿路感染，血尿待查。停用拜阿司匹林，续服用美托洛尔并给予对症治疗。两周后复查肝、肾功能及尿常规未见异常。

患者 3，男性，50 岁，患高血压病 8 年，前 5 年仅服用中成药，第 6 年因长期高血压导致心肌缺血，冠心病。改为服用硝苯地平片 10 mg，3 次/天，比索洛尔片 5 mg 1 次/天，氟伐他汀钠胶囊 40 mg 1 次/天,阿司匹林片 100 mg 1 次/天,至今效果良好。

【问题1】　请谈谈你是怎样看待这些病例的不同疗效? 为什么会出现这种情况?

【问题2】　造成疾病临床疗效个体差异的影响因素有哪些?

【问题3】　你认为评价某种药物或疗法时,应如何进行?

美国"内科医生健康研究"(Physicians' Health Study,PHS)课题,抽取了 22 071 名男性、既往无心肌梗死、卒中、TIA 病史的医师,随机分为阿司匹林组($n=11,037$;325mg/次,1 次/隔日)和安慰剂组($n=11,034$;1 次/隔日),随访期为 60.2 月,事件随访率99.7%,死亡随访率100%。结果显示:阿司匹林显著降低健康男性首次心肌梗死危险,阿司匹林组首次心肌梗死发生率比安慰剂组下降 44%($P<0.001$),首次致死性心肌梗死发生率下降 66%($P=0.007$)。同时发现,小剂量阿司匹林未增加出血性卒中危险以及胃肠道不良事件发生率。

女性健康研究(Women's Health Study)课题,共有 39876 名 45 岁(包括)以上女性参加了该研究,研究对象为没有冠心病、脑血管疾病、肿瘤以及其他慢性疾病史的健康女性。将研究对象随机分为阿司匹林组($n=19934$;100mg/次,1 次/隔日)和安慰剂组($n=19942$;1次/隔日),平均随访 10.1 年。一级终点为第一次发生的主要心脑血管事件(非致死性心肌梗死、非致死性中风以及心脑血管疾病引起的死亡);二级终点包括一过性脑缺血发作、冠状动脉重建以及总死亡率。结果显示:首次心脑血管事件危险降低 26%($P=0.008$),心肌梗死危险降低 34%($P=0.04$),缺血性卒中危险降低 30%($P=0.05$)。65 岁(包括)以上女性获益更多。阿司匹林组患者胃肠道出血的发生率明显增加(22%),需要输血治疗的患者较对照组也有所增加。

2002 年抗栓临床试验协作组(ATC)荟萃分析了 287 项研究,其中包括了 135 000 例抗血小板治疗与安慰剂比较和 77 000 例不同抗血小板治疗方案的比较。分析结论:阿司匹林使严重血管事件风险下降约 1/4,使非致死性心肌梗死风险下降约 1/3,使血管性死亡风险下降约 1/6。

【问题4】　请问什么是荟萃分析? 它有什么作用?

【问题5】　你如何看待上述研究结果?

【问题6】　如何正确理解临床疗效的个体差异? 如何在临床疗效评价中正确理解群体与个体的表现?

(汪俊华)

实验六　实验报告的撰写与格式

实验报告是对实验过程的记录和总结,包括实验目的和意义、实验方法、实验步骤或内容、实验结果及分析等。是对学生进行实践能力培养的重要环节。学生通过撰写实验报告,可以训练科研论文的写作方法和基本技巧,提高文字、图表等表达能力、综合分析和解决问题的能力、理论联系实践的能力,还可以培养实事求是的科学态度和独立思考、勇于创新的精神,有利于树立和加强科学观念和学术意识。教师通过评阅实验报告,可获得实验教学效果的反馈信息,掌握学生学习动态,有助于及时调整教学策略。因此,实验报告的撰写在医学实验教学过程中有着举足轻重的作用,应按照要求和规范进行严格的训练。

不同类型的实验报告撰写格式和要求不尽相同,可结合临床预防医学实验教学的特点采取不同表达,但需要遵循基本撰写格式与要求。

一、实验报告的撰写要求

(一) 内容要求

1. 实验项目名称 要求用简练的语言反映实验内容和所采用的实验方法。

2. 实验目的及意义 目的明确,重点突出,主要阐述该实验在理论和实践中的意义和作用。综合设计型或拓展创新型实验需说明该实验的预期设计目标或预期结果。

3. 实验原理 反映实验方法的理论根据或实验设计的指导思想,综合设计型或拓展创新型实验可不做描述。

4. 实验材料与方法 实验采用的具体方法,如课堂讨论、课堂练习、情景模拟实验等。

5. 实验内容及步骤 实验主要内容与主要步骤、先后顺序及注意事项等。

6. 实验结果的记录和整理 实验结果的记录要求使用科学而精炼地语言进行文字描述,如实准确的记录实验结果,如实验数据较多或要求统计的实验结果时,可用专门的统计图表给出,如,按规定标注图序、图题、表序和表题,显著性检验应标注概率。需根据已有理论知识对实验结果进行符合逻辑的分析推理,得到恰如其分的结论,提出实验结果的理论意义和应用价值。如果出现非预期的结果,不能舍弃或随意修改,需要进一步分析研究,找出原因。

7. 讨论和结论 可就实验结果中的难点和关键问题进行分析和讨论。结论是从实验结果和讨论中归纳出概括性的判断,即是本次实验所能验证的理论的简明总结。结论不能简单重复实验结果,不应罗列具体的结果,也不能随意推断和引申。如果实验结果未能说明问题,就不应勉强下结论。重要的是从实验结果中发现和提出问题,经过独立思考发表自己的见解。

8. 收获与体会 在实验操作及实验报告的撰写过程中的收获与体会。

9. 意见和建议 就实验目的、意义、方法等各方面提出自己的意见和建议。

10. 参考文献 参考文献可为读者提供更多相关信息,不能引用非公开出版物。参考文献的书写要求如下:参考文献引用处,在引用句末根据引用顺序用上标序号表示,用方括弧括住序号。参考文献索引按引用序号,作者,期刊名称(中文均放英文后的括号内)[文献标识码]、年、卷(期)、起止页码的顺序书写。

(二) 书写要求

1. 准确性 要求实验报告的实验原理、方法、数据、结论的表述准确无误。

2. 客观性 客观地观察、记录实验过程,真实地报告实验结果,不能带有主观色彩,不能弄虚作假。

3. 公正性 描述实验和报告实验结论时不能带有任何偏见。

4. 确证性 实验结果能够被重复和验证。

5. 完整性 完整的反映实验全过程,不能遗漏。

6. 科学性 用科学的专业术语进行描述,不要使用口语化语言。

7. 可读性 写作符合语法的规范要求,文字简练,文理通顺,书写工整,图表清晰,标点符号、公式、外文缩写、单位度量等使用准确、规范。

二、实验报告的撰写基本格式

学院(系)：＿＿＿＿＿＿级：＿＿＿＿＿＿专业：＿＿＿＿＿＿班级：＿＿＿＿＿＿

姓名：＿＿＿＿＿＿＿＿＿＿学号：＿＿＿＿＿＿＿＿＿＿

实验日期：＿＿＿＿＿＿＿＿＿实验地点：＿＿＿＿＿＿＿＿＿＿

组别：＿＿＿＿＿＿＿＿＿同组人员：＿＿＿＿＿＿＿＿＿＿

［实验项目名称］

［实验目的及意义］

［实验原理］（基础验证型）

［实验材料与方法］

［实验内容及步骤］/［设计内容及过程］（综合设计或拓展创新型实验）

［实验结果记录和整理］/［计划或案例讨论记录］（综合设计或拓展创新型实验）

［实验讨论和结论］

［注意事项］

［收获和体会］

［意见和建议］

［参考文献］

（刘海燕）

第二章 基础验证型实验

第一节 科研数据资料的类型与统计分析方法

实验七 科研数据资料的类型实例分析

一、实验目的

掌握科学研究工作中数据资料的常见类型的特点并能正确判断实际资料类型。

二、实验学时

2 学时。

三、实验方法

分两部分,第一部分为 1 学时,教师首先采用案例引入的方式,介绍医学科研数据资料的各种类型和特点,并引导学生就案例提出的问题进行小组讨论,第二部分 1 学时,在第一部分基础上,让小组代表成员发言,分析回答相应问题,最后,布置学生自行查找一定主题的文献资料,对资料进行相应主题的分析并完成实习报告。

四、实验要求

(1)本实验要求学生准备实验报告纸。

(2)复习《医学统计学》教材中"变量及资料类型"内容,重点复习其中"资料类型"内容。

(3)在教师的指导下,学生在课堂上进行讨论发言。

(4)学生实验课后独立完成实习报告,并于下次实验课上交。

五、实验背景知识

变量是观测单位的某种特征或属性,其具体的测得值称为变量值,众多变量值的集合就形成了数据或资料。医学中,变量的类型无非两类,一类为连续型变量,另一类为离散型变量。实际工作中,从统计分析方法运用的角度,一般将连续型变量构成的资料称为计量资料,而将离散型有分类特征的变量称为分类资料,若其变量的类别是多个并有"程度"的不同,则又称为等级资料。

医学资料类型的不同决定了其统计描述和统计推断的方法是不同的。

六、实验案例与讨论

【案例一】 某医师对 C 反应蛋白(CRP)在慢性阻塞性肺部疾病(COPD)急性加重期进行应用评价研究,对 159 名患者在 COPD 发作期和缓解期测其血清 CRP 值,结果见表 2-1、表 2-2。

表 2-1 COPD 发作期患者与缓解期患者血清 CRP 检测结果($\bar{x}\pm s$)

组别	例数	急性发作期(实测值/对数值)	例数	缓解期(实测值/对数值)	P 值
≤70 岁	87	38.76±52.03/1.17±0.63	49	5.01±5.38/0.69±0.54	<0.01
>70 岁	72	38.82±46.85/1.25±0.58	40	4.39±2.67/0.59±0.81	<0.01
合计	159	38.79±49.75/1.21±0.61	89	4.36±4.28/0.66±0.43	<0.01

表 2-2 COPD 急性期和缓解期血清 CRP 值分布情况

组别	例数	≥5 例数(%)	≥20 例数(%)	≥40 例数(%)	≥80 例数(%)	≥100 例数(%)	≥120 例数(%)
急性期	159	109(68.6)	72(45.3)	50(31.4)	28(17.6)	21(13.2)	14(8.8)
缓解期	89	15(16.8)	1(1.1)	0	0	0	0

【问题1】 表 2-1 中主要分析指标(血清 CRP 浓度)的资料是什么类型?

【问题2】 表 2-1 中的"组别"应该是什么资料类型,在表中主要作什么用? 为什么在该表中要分不同的年龄段来分析 CRP?

【问题3】 表 2-2 的资料是什么类型? 与表 2-1 的指标是什么关系?

【案例二】 将寻常型银屑病患者 180 例,随机分为中医治疗组和对照组两组,对照组采用西医治疗方法,中医治疗组除与对照组治疗方法一致外,还增加了中医护理干预。经一定疗程后,比较两组治疗有效率,见表 2-3。

表 2-3 两组疗效结果比较

组别	n	有效	无效	有效率(%)
中医治疗组	90	81	9	90.0
对照组	90	63	27	70.0

【问题1】 表 2-3 中主要指标是什么类型的资料?

【问题2】 表 2-3 的资料类型与案例一中表 2-2 的资料类型有什么不同与相同之处?

【问题3】 讨论并小结科研数据资料的类型有哪些,各有何特点? 以小组为单位发言。

【课后作业】 查阅专业文献资料 1~2 篇,文献中应包括三种资料类型,并进行分类整理,形成实习报告上交,请思考以下几个问题:

(1) 文献资料中涉及多少指标? 这些指标构成的资料分别是什么类型?

(2) 资料的三种类型是截然分开的吗? 有什么联系?

(朱 焱)

实验八 实验研究设计的类型实例分析

一、实验目的

掌握实验研究的要素、实验研究设计基本原则,掌握实验研究设计的常用类型,并在实验设计中能正确应用。

二、实验学时

2 学时。

三、实验方法

本实验采用课堂讨论方式进行。先由教师介绍实验背景知识,阐明实验研究设计的意义,然后引导学生讨论案例及其中的问题。最后,教师布置思考题。

四、实验要求

(1)课前复习教材中"实验研究设计类型",重点掌握完全随机设计、配对设计、随机区组设计三种设计类型的特点。

(2)学生课后完成思考题,并于两周后上交。

五、实验背景知识

1. 实验设计的常用类型

(1)完全随机设计:采用完全随机化的方法将同质的受试对象分配对各处理组,然后观察各组的实验效应。若各组样本含量相等地,称平衡设计;各组样本含量不等,称非平衡设计。一般平衡设计效率高于非平衡设计。

(2)配对设计:将受试对象按一定条件配成对子,再将每对中的两个受试对象随机分配到两个不同的处理组中。

(3)随机区组设计:又称配伍设计,将受试对象按相近的性质分成几个区组(配伍组),再将每个区组中的各个受试对象随机分配到各个处理组中,每个区组中的对象与处理组数相同。

2. 实验研究设计的注意事项　实验研究最大的特点在于在人为控制实验的主要条件下进行实验。实验的目的就是要阐明实验的处理因素作用于受试对象后所产生的实验效应。据此,实验设计的基本要素即为,受试对象、处理因素和实验效应。

实验研究设计必须要遵循一定的基本原则,以达到在实验中更好地控制非处理因素,突出处理因素,以较少的实验对象得到较可靠信息的目的。

实验研究中,无论是采取何种设计类型都必须明确三个基本要素,遵循三个基本原则。

六、实验案例与讨论

【案例一】　《针刺"内关"穴对心肌梗死模型大鼠心脏微血管 ATP 酶的影响》一文中,研究者选用体重 180~200 g 的成年雌性 Wistar 大鼠 72 只。随机分为正常组、假手术组、模型组和针刺组。模型组和针刺组每组各 6 只,对大鼠进行针刺"内关"穴处理,观察大鼠心脏微血管 ATP 酶的含量变化情况。根据以上信息,分析下列问题。

【问题1】　该研究是实验性研究还是观察性研究?

【问题2】　如果是实验性研究,是否满足实验三个基本原则?

【问题3】　辨别该资料是什么设计类型?其特点是什么?

【案例二】　研究者将 30 例单侧甲状腺肿瘤病人配对分为两组,腔镜组和传统组各 15 例进行经乳晕双孔双通道腔镜甲状腺手术与传统手术效果的对比研究。

【问题1】　研究者采用的是什么设计类型?

【问题2】　该类型的特点是什么?请举例说明,在医学科研中还有哪些形式的资料是属于这种设计类型?

【案例三】　将 40 只 SD 雄性大鼠按体重从轻到重排列,分为 10 个区组,每组 4 只,把每个区组中的 4 只大鼠随机分入 4 个试验组:药物高剂量组、药物中剂量组和药物低剂量组,以及阴性对照组(生理盐水)。测某指标值。

【**问题1**】　研究者采用的是什么设计类型？

【**问题2**】　该类型的特点是什么？与案例二有何相同与不同之处？

【**问题3**】　结合案例一,讨论医学科研中常见三种设计类型的特点,并作小组总结。

【**课后作业**】　对"实验七 科研数据资料类型"实验时查阅的专业文献资料进行分析,并思考以下几个问题：

(1) 文献资料的研究是如何确定三个基本要素的？是否满足三个基本原则？

(2) 文献中主要指标的类型是什么？研究的设计类型是什么？

(3) 文献中你还发现有其他的研究设计类型吗？与常见的这三种有什么区别？

(朱　焱)

实验九　计量资料的统计描述实例分析

一、实验目的

掌握计量资料的统计描述方法,能正确认识计量资料的特点,并能判别资料类型,根据计量资料的分布特点,能正确选择描述资料特征的统计指标。

二、实验学时

2学时。

三、实验方法

实验为2学时,第1学时,教师首先采用案例引入的方式,引导学生就案例提出的问题进行小组讨论,通过讨论的形式,介绍医学科研资料为计量资料时,正确的统计描述方法。第2学时,让小组代表成员发言,分析回答相应问题,最后,小组总结计量资料的统计描述方法。

四、实验要求

(1) 本实验前先复习《医学统计学》教材中"计量资料统计描述"内容,重点复习其中"统计描述指标"内容。

(2) 在教师的指导下,学生在课堂上讨论发言,并作小组总结。

五、实验背景知识

统计分析包括统计描述和统计推断两方面内容。统计描述是对数据包含的信息加以整理、概括和浓缩,用适当的统计图表和统计指标来表达资料的特征或规律。统计描述也是统计推断的基础。

不同的资料类型其统计描述方法是不一样的。计量资料的统计描述主要体现资料集中趋势和离散程度两方面的特征。其描述的指标分别是算术均数、几何均数、中位数和极差、四分位数范围(IQR)、标准差、方差、变异系数。

实际工作中,要根据计量资料的分布类型选择合适的统计描述指标。

六、实验案例与讨论

【**案例一**】　根据第二章第一节实验七所提供的案例,请分析：

【**问题1**】　表2-1中为什么要对血清CRP的原始值取对数？对于这种类型的资料应如

何选择正确的统计描述指标,如何表达?

【问题2】 如果表 2-1 的指标经取对数仍出现标准差较大,或经正态性检验不符合正态性,又应该如何表达?

【案例二】 某临床工作者考察微创手术治疗对动物神经功能的损伤程度,研究对象分为对照组和微创手术治疗组,采用某评分量表进行神经功能评分,分值集中在几个值,经分析分值的分布不清。

【问题1】 此资料应该选用什么指标来进行统计描述? 如何正确表达?

【问题2】 结合案例一、案例二,请总结计量资料一般在什么情况下用均数和标准差进行统计描述,什么情况下不适宜用均数、标准差进行统计描述,什么情况下应该用中位数和四分位数范围? 如何正确表达各类资料?

(朱 焱 胡 瑾)

实验十 分类资料的统计描述实例分析

一、实验目的

掌握分类资料的统计描述方法,能正确认识分类资料的特点,并能正确判别资料类型,根据目的要求,能正确选择描述资料特征的统计指标。掌握正确表达资料特征的方式。

二、实验学时

2 学时。

三、实验方法

实验为 2 学时,第 1 学时,教师首先采用案例引入的方式,引导学生就案例提出的问题进行小组讨论,通过讨论的形式,介绍医学科研资料为分类资料时,正确的统计描述方法。第 2 学时,让小组代表成员发言,分析回答相应问题,最后,小组总结分类资料的统计描述方法。并结合实验九讨论的结果,完成实验报告"医学常见资料的统计描述方法"。

四、实验要求

(1)本实验前先复习《医学统计学》教材中"分类资料统计描述"内容,重点复习其中"相对数应用时的注意事项"内容。

(2)在教师的指导下,学生在课堂上讨论发言,并作小组总结。

(3)完成实验报告,于下次实验课前上交。

五、实验背景知识

分类资料的统计描述指标是相对数,相对数是两个有关联的数值之比,常用的相对数包括:率、构成比、相对比三种。

率是指某现象实际发生的频率或强度,是实际发生数比上某时间点或某时间段可能发生该现象的观察单位总数。率根据其计算公式的分母(观察单位总数)是否引入时间因素,分为频率和速率两类。

构成比是表示事物内部各个组成部分所占事物整体的比重,通常以 100% 为比例基数,以百分比表示。

相对比为两个有关联的指标之比,说明一个指标是另一个指标的多少倍或几分之几。

六、实验案例与讨论

【案例一】 某电视台在某年曾播出一个节目,节目是关于单亲家庭未成年人犯罪情况的,节目称,前些年单亲家庭中未成年人的犯罪率为27%(通过统计犯罪人群中未成年人的比例所得),近年来为30%,现在单亲家庭中未成年人犯罪率有上升的趋势。

【问题1】 这则消息提供给我们什么信息?该信息得出来的结论可靠吗?

【问题2】 同理,在生活中,你还可以发现哪些类似的情况,请举例说明。

【问题3】 在你阅读医学专业文献时,你发现文献中有无类似的情况?请举例说明。

【问题4】 结合相对数的知识,请分析应该如何得到较为客观的结论?

【案例二】 对某社区177名老年人(其中男性82人,女性95人)进行健康相关行为与慢性病的调查研究,对老年人常见慢性病患病情况进行分疾病别不同性别和人群患病率的计算,结果见表2-4。

表2-4 调查人群的慢性病患病情况(n,%)

疾病	男	女	总
高血压	30(16.95)	30(16.95)	60(33.90)
冠心病	14(7.91)	11(6.21)	25(14.12)
脑血管病	10(5.65)	9(5.08)	19(10.70)
慢性支气管炎	8(4.52)	9(5.08)	17(9.60)
糖尿病	5(2.82)	7(3.95)	12(6.78)
恶性肿瘤	3(1.69)	2(1.13)	5(2.82)

【问题】 表2-4中调查人群的男、女及总的慢性病患病率计算结果正确吗?若不对,应如何计算?

【案例三】 某县居民恶性肿瘤死亡情况的调查分析结果如表2-5。

表2-5 某县某年居民恶性肿瘤死亡率和构成比

恶性肿瘤	死亡率(1/10万)	构成比(%)
肝癌	23.40	25.44
肺癌	17.68	19.23
胃癌	17.55	19.08
结肠、直肠、肛门癌	8.71	9.47
乳腺癌	3.13	3.40
白血病	3.13	3.40
其他	18.37	19.98
合计	13.14	100.00

【问题】 表2-5中居民恶性肿瘤合计死亡率的计算是将各种恶性肿瘤死亡率相加求平均值所得,这样计算合计率对吗?应如何计算?

【案例四】 某县级肿瘤科医生到省级肿瘤科进修学习,他发现一个奇怪的现象,在他所在的一个季度时间内,省级肿瘤科病人的死亡率30%,比同期县级医院肿瘤科病人的死亡率20%高。请思考下列问题：

【问题1】 能否据此认为县级医院的肿瘤治疗效果好于省级？

【问题2】 是什么原因导致这种差别？

【问题3】 应该怎样分析该现象？请结合分类资料的统计描述知识详细阐述。

【课后作业】 请结合第二章第一节实验七、八查阅的文献资料，对其中的计量资料与分类资料的统计描述方法进行辨析，并完成"医学常见资料统计描述方法"的实验报告。

（朱 焱 胡 瑾）

实验十一 数据资料的参数估计实例分析

一、实验目的

掌握不同类型资料的参数估计方法，正确理解可信区间的含义及其与正常值范围的区别。

二、实验学时

2学时。

三、实验方法

实验为2学时，第1学时，教师首先采用案例引入的方式，引导学生就案例提出的问题进行集体讨论，通过讨论的形式，加强学生理解参数估计概念及对计算方法的应用掌握。第2学时，学生完成教师提供的关于总体参数估计的演算。

四、实验要求

（1）本实验前先复习《医学统计学》教材中关于抽样误差、标准误和总体参数估计的概念及相关其他内容。

（2）在教师的指导下，学生在课堂上进行讨论发言，并完成演算。

五、实验背景知识

统计分析包括统计描述和统计推断两方面内容。统计推断包括参数估计和假设检验。在抽样研究中，通常需要用样本统计量估计总体参数，这就是参数估计。参数估计分为点值估计和区间估计。点值估计即用样本统计量代表总体的参数值；区间估计是指用样本统计量估计总体参数所在的范围，这个范围称为总体参数的可信区间，或置信区间（confidence interval，CI），记为(C_L, C_U)。

可信区间是按一定的概率$(1-\alpha)$，计算出一个区间范围来估计总体参数，这个范围就是概率为$(1-\alpha)$的可信区间或置信区间，这个概率称为置信水平。通常置信水平取双侧95%或99%，即总体参数有95%或99%的概率在这个范围，换言之，总体参数有5%或1%的概率不在这个范围。

不同类型的资料可信区间的计算公式不同，具体公式参见相关教材。本实验主要是针对连续型变量实习参数估计方法。

六、实验案例与练习

【案例一】 某年某地140名健康成年女性的血清总蛋白含量的均数与标准差分别为，

$\bar{x}=74.2g/L, s=0.4\ g/L$，请计算该地健康成年女性血清总蛋白含量的总体均数。

【问题1】　参数的估计有哪些方法，分别有什么区别？

【问题2】　参数估计的目的是什么？为什么要进行参数估计？

【问题3】　该资料用什么方法估计总体参数？如何计算？

【问题4】　如何案例资料只有15名健康成年女性的血清总蛋白含量值，则又该如何估计总体参数，为什么？

【案例二】　随机抽取12名孕20周健康孕妇，测其胎儿左右肾长径，其中左肾长径$\bar{x}=19.4mm, s=1.4mm$，请计算20周健康孕妇所孕胎儿左肾长径的95%可信区间，并完成下列思考题：

(1) 总结计量资料参数估计的方法

(2) 参数估计与正常参考值范围一样吗？有什么不同？为什么？

（朱　焱）

实验十二　计量资料的假设检验实例分析

一、实验目的

掌握计量资料的假设检验方法，能根据不同类型的资料、不同类型的设计以及不同研究目的正确选择假设检验的方法；能利用相关统计软件进行计量资料的假设检验，并根据检验结果做出统计结论和相应的专业结论。

二、实验学时

4学时。

三、实验方法

实验分2部分，第一部分为单样本、两样本t检验和成组设计的t检验，第二部分为方差分析的假设检验。分别以课堂练习(上机操作)的方式进行，并撰写实验报告。

四、实验要求

(1) 本实验要求学生准备一个练习本。

(2) 要求学生预习教材中教师指定"SPSS统计操作"部分内容。

(3) 在教师的指导下，学生完成上机操作，并完成实验报告。

五、实验背景知识

1. 假设检验的意义　在随机抽样调查中，样本统计量与总体参数之间，或样本统计量与其他样本统计量之间通常会有一定的差异。造成这种差异的原因有两个：一是由于抽样误差造成的；另一个是由于抽取的样本来自另一个总体，其参数与要比较的总体参数本来就有差异。假设检验就是用于推断这种差异产生的原因的统计学方法。如果假设检验显示差异没有统计学意义，可以推断这种差异是由于抽样误差造成的，样本来自的总体与比较的总体之间参数没有差异，可能就是同一总体；如果假设检验显示差异有统计学意义，则可推断这种差异不是抽样误差造成的，而是来自不同总体间的差异，是一种本质差异。

需要注意的是,假设检验做出的统计推断结论并不是绝对正确的,而是带有一定的概率性。

在临床研究中,假设检验常用于判断不同治疗组之间疗效是否有差异,或判断某项指标在临床上是否有诊断价值。即通过比较各对比组之间某项效应指标的统计学差异,从而判断处理因素是否产生作用或效用。若对比组间的指标存在统计学差异,则可以将此差异归因于处理因素产生的效用;反之,则尚不能认为处理因素产生了效用。

2. 假设检验的基本步骤(以两样本均数的比较为例)

(1)建立检验假设,确定检验水准:即做出两个假设检验,第一是零假设(检验假设),$H_0: \mu_1 = \mu_2$,两总体均数相等,两样本均数的差异是由于抽样误差引起。第二是备择假设,$H_1: \mu_1 \neq \mu_2$,两总体均数不相等,两样本均数的差异不是由于抽样误差引起,而与两总体本身有关,即两总体存在质的差异。同时确定检验水准,一般检验水准 $\alpha = 0.05$,根据专业知识及资料的分析要求,可以选择单侧或双侧检验。

(2)选择检验方法、计算检验统计量。

(3)根据检验统计量的结果,确定 P 值,做出统计结论。

3. 选择正确的统计分析方法的原则 选择正确的统计分析方法要根据研究目的、资料类型、研究设计类型和资料的特征条件等确定。对于计量资料,基本的假设检验方法包括有 t 检验、Z 检验、方差分析、秩和检验等方法。

六、实验案例与统计分析

【**案例一**】 某地正常成年女性的血清三酰甘油(TG)含量为 2.70(mmol/L),某医生在某社区随机抽取 20 名孕妇,测其血清三酰甘油含量,见数据库 12.1,现想了解该社区孕妇与正常成年女性的血清三酰甘油含量是否不同?

【**案例二**】 研究两种药物治疗高血压患者的疗效,将 20 名高血压患者随机分到两组,分别给予 A、B 两药治疗,一个疗程后,将治疗前后的血压值 SBP 整理如下。问①A、B 两药是否有效?②A、B 两药的疗效有无不同?

表 2-6 两种药物治疗高血压患者的疗效

分组	患者号	1	2	3	4	5	6	7	8	9	10
A	治疗前	170	150	155	175	175	179	180	166	168	180
	治疗后	135	140	130	140	150	145	135	120	120	125
分组	患者号	1	2	3	4	5	6	7	8	9	10
B	治疗前	178	165	160	155	180	170	165	165	160	178
	治疗后	150	140	155	150	140	135	150	120	135	150

【**问题 1**】 要回答案例一、案例二中所问的问题应该做哪些统计工作?

【**问题 2**】 请根据假设检验的步骤,对上述两个案例中的提问建立检验假设,并确定检验水准和明确采取单侧还是双侧检验。

【**问题 3**】 根据上述两个案例提供的信息,为案例中的提问选择正确的统计分析方法。

【**问题 4**】 可以利用 SPSS 软件中的哪些功能完成问题 3 中所选择的统计方法的计算?并请应用所选择的统计方法完成相应的统计分析。

【**问题 5**】 请根据问题 4 的统计结果回答上述两个案例提出的问题。

【问题6】 请思考统计结论与专业结论的关系。

【案例三】 某研究者研究某药治疗氟中毒的疗效,模拟氟中毒病区复制动物模型成功后,采用完全随机设计给予某药喂养,经过不同的疗程后,观察不同疗程治疗的效果,见数据库12.2。问该药在不同的疗程其治疗效果是否不同?

【案例四】 某研究者研究不同肾衰期患者的表现,检测其血液中的白蛋白(ALB)的值,结果见数据库12.3。问不同肾衰期患者血液中的白蛋白是否不同?

【案例五】 利用随机区组设计研究不同温度对家兔血糖浓度的影响,某研究者将24只家兔按窝别配成6个区组,每组4只,分别随机分配到温度为15℃、20℃、25℃、30℃的4个处理组中,测量家兔的血糖浓度值(mmol/L),结果如表2-7,分析4种温度下家兔的血糖浓度值是否不同?

表2-7 四种温度下测量家兔的血糖浓度值(mmol/L)

窝别	温度(℃)			
	15	20	25	30
1	82.22	82.30	90.14	112.76
2	110.10	83.17	100.78	140.62
3	100.15	110.30	120.55	120.49
4	74.20	82.43	100.66	110.31
5	80.57	97.90	115.76	103.56
6	102.77	81.20	90.30	138.54

【案例六】 观察某药不同剂量对肝功能的影响,将同种属的28只大白鼠按窝别、性别、体重配成7个配伍组,每个区组的4只大白鼠随机分入不同的4种剂量组,在用药后一周测定各组大白鼠血清中指标DT值的变化,结果见表2-8。问该药不同剂量对血清中指标DT值的影响有无不同?

表2-8 用药后不同剂量血清中指标DT值

区组号	剂量0	剂量1	剂量2	剂量3
1	63	190	138	54
2	79	238	220	144
3	45	300	92	83
4	45	140	213	100
5	51	175	150	36
6	72	300	163	90
7	64	207	185	87

【问题1】 应如何回答案例三至案例六中所提的问题?并思考与案例一、二有哪些异同?

【问题2】 请根据假设检验的步骤,对上述案例三至案例六中的提问建立检验假设,并确定检验水准和明确采取单侧还是双侧检验。

【问题3】 根据上述案例三至六提供的信息,为案例中的提问选择正确的统计分析方法。

【问题4】 请应用SPSS软件完成上述案例三至六提问中相应的统计分析,并根据统计结果做出统计推断结论和专业结论。

（朱　焱）

实验十三　分类资料的假设检验实例分析

一、实验目的

掌握不同类型分类资料的统计推断方法。掌握 χ^2 检验的基本思想,掌握成组和配对设计的两样本率的比较,掌握多个样本率或构成比的比较。熟悉 χ^2 检验的计算机操作过程。

二、实验学时

2学时。

三、实验方法

本实验采用上机练习方式,教师对分类资料处理的基本原理和应用原则等背景知识进行简单介绍,并引导学生对实验中具体案例进行分析。学生根据具体实例进行计算机操作和分析,使用的主要软件为SPSS,同时学生课堂完成相应的实习报告。

四、实验要求

（1）学生复习《医学统计学》教材中"χ^2 检验"的有关内容,重点复习掌握 χ^2 检验的基本思想以及不同类型(包括四格表、配对四格表和行×列表)χ^2 检验的基本原理和应用条件。

（2）实验报告要求:要求学生将本次实习中有关数据分析实例的分析结果存盘保存,同时将主要的计算指标记录及分析判断结果写成实验报告形式。

五、实验背景知识

χ^2 检验是一种用途比较广泛的假设检验方法,用于分类资料的统计推断,包括:两个率或两个构成比比较的卡方检验;多个率或多个构成比比较的卡方检验以及分类资料的相关分析等。χ^2 检验实际上就是通过计算能反映实际频数和理论频数吻合程度的 χ^2 值来进行统计推断。

对于不同类型的分类资料 χ^2 检验的公式和应用条件不同。

四格表资料 χ^2 检验的应用条件:要求样本含量应大于等于40,且每个格子中的理论频数不应小于5。当样本含量大于等于40,但理论频数有小于5的情况时卡方值需要校正,当样本含量小于40或理论频数小于1时,只能用确切概率法计算概率。

行×列表资料 χ^2 检验的应用条件:要求每个格子中的理论频数 T 均大于5或 $1<T<5$ 的格子数不超过总格子数的1/5。当有 $T<1$ 或 $1<T<5$ 的格子较多时,可采用并行并列、删行删列、增大样本含量的办法使其符合行×列表资料卡方检验的应用条件。而多个率的两两比较可采用行×列表分割的办法。

本实验通过实例分析,使同学掌握分类资料的 χ^2 检验方法,并能根据统计结果做出正确的统计推断结论。

六、实验案例与统计分析

【案例一】 为比较不同治疗方案在耐多药结核病治疗中的疗效,某医院对142例耐多药结核病人分别采用斯帕沙星治疗方案和氧氟沙星治疗方案进行治疗(两组患者均采用力克肺疾、利福喷汀、丙硫异烟肼,分别在此基础上加用斯帕沙星和氧氟沙星),治疗 9 个月后对两组病人进行疗效判定,结果见表 2-9。请问两种治疗方案的疗效有无差别。

表 2-9　两种治疗方案对耐多药结核病患者治疗效果比较

治疗方案	有效	无效	合计	有效率(%)
氧氟沙星方案	57	15	72	79.2
斯帕沙星方案	65	5	70	92.9
合计	122	20	142	85.9

【问题1】　该资料类型是什么?是什么样的设计类型?

【问题2】　请选择正确的统计方法分析案例中两种治疗方案的疗效有无差别,并利用 SPSS 软件完成统计量的计算。

【案例二】　为探讨有效的宫颈癌早期筛查方法,某医院对 75 例经病理活检确诊的宫颈癌病例采用巴氏涂片(PAP)和液基薄层细胞学涂片(TCT)同时检查,其中巴氏涂片法检测结果阳性 42 例,液基薄层细胞学涂片检测结果阳性 67 例,其中两种方法均为阳性 38 例,问巴氏涂片和液基薄层细胞学涂片两种检查方法的阳性率是否不同?

【问题1】　该资料是什么类型的资料?该研究属什么设计类型?

【问题2】　请根据资料提供的信息和设计类型,绘出统计表,并分析与案例一的区别。

【问题3】　请为判断两种检测方法的阳性率是否有差异建立检验假设,并选择正确的统计分析方法。

【问题4】　利用 SPSS 软件完成两种检测方法的阳性率是否有差异的统计分析?

【问题5】　根据问题 4 的统计结果做出统计学和专业结论。

【案例三】　杭州市对辖区 20~59 岁各年龄组妇女开展贫血患病情况抽样调查,共调查 808 人,并将调查对象分为 20 岁~、30 岁~,40 岁~及 50~59 岁四组,其调查结果见表 2-10,问不同年龄组妇女贫血的患病率是否有差异?

表 2-10　某地 20~59 岁各年龄组妇女贫血患病率调查结果

年龄段(岁)	调查人数	患病人数	未患病人数	患病率(%)
20~	245	36	209	14.69
30~	171	32	139	18.71
40~	186	48	138	25.81
50~59	206	48	158	23.30
合计	808	164	644	20.3

【问题1】　该资料是什么类型的资料?是什么样的设计类型?与案例一、案例二有何不同?

【问题2】　请建立检验假设并选择正确的统计分析方法,以分析不同年龄组妇女贫血的患病率是否有差异。

【问题3】　利用 SPSS 软件完成不同年龄组妇女贫血患病率差异的显著性检验。

【问题4】　如果,上述结果为 $P<0.05$,可以得出怎样的统计结论?对该问题的分析结

束了吗？还需要进行什么样的分析处理？

（杨　星）

实验十四　疾病频率指标测定实例分析

一、实验目的

掌握常用发病及死亡指标的计算原理、适用条件和主要用途；熟悉主要的发病、死亡指标之间的区别和联系。

二、实验学时

4 学时。

三、实验方法

教师根据本实验案例内容，组织学生分组讨论案例提出的问题，引导学生分析和指导学生计算有关指标。最后教师对讨论进行总结，并指导学生完成实习报告。

四、实验要求

1. 实验背景知识与技能要求　要求学生复习疾病分布中关于疾病频率指标测定有关基础知识，包括各个指标的计算原理和方法、具体区别和联系、实际用途和意义。

2. 实验报告要求　在课堂讨论的基础上，由学生课堂独立完成实验报告。报告按"实验六 实验报告的撰写格式与要求"的格式撰写。

五、实验背景知识

疾病分布指疾病在不同地区、不同时间和不同人群中发生的频率，是流行病学的重要概念。疾病的分布受致病因子、环境、人群特征等自然因素和社会因素的影响，因此，疾病分布特征常可揭示疾病的病因线索。

常用的描述疾病频率的指标包括发病率、罹患率、患病率、感染率、续发率、死亡率、病死率、生存率等。各个指标的计算方法和计算原理不尽相同，其具体的应用条件和实际意义也不同，而且部分指标之间存在一定的联系。在实际工作中，常常采用多个指标对疾病进行综合性的描述，这样可以更全面反映疾病发生或死亡的频率。掌握疾病频率指标测定的基本技能，是学习和应用流行病学学科的重要基础。通过对疾病发生的频率指标进行测定，对了解疾病的发生、发展规律，进一步进行病因探讨有重要的意义。

六、实验案例与讨论

【案例一】　某镇对其辖区 2006~2010 年人群恶性肿瘤的发病及预后情况进行了监测，主要结果见图 2-1。2007 年该镇总人口 39 451 人，其中 2007 年 1 月 1 日当天该镇有人口 39 025 人。

【问题1】　试计算 2007 年 1 月 1 日该镇人群恶性肿瘤的患病率

【问题2】　试计算 2007 年该镇人群恶性肿瘤的发病率、死亡率和病死率

【问题3】　在计算上述指标时，发病率和患病率之间、死亡率和病死率之间在分子、分母的确定上有何区别和联系？

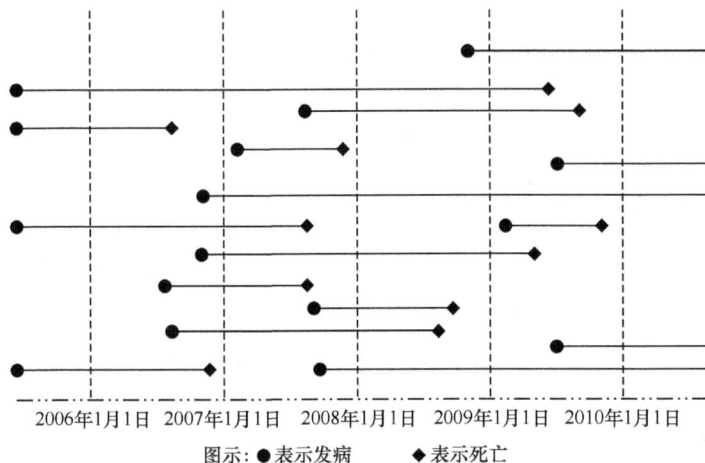

图示: ● 表示发病　◆ 表示死亡

图 2-1　某镇 2006-2010 年恶性肿瘤发病及变化情况

【案例二】　2000~2004 年某地区对该地孕妇乙型肝炎(HBV)感染情况进行了连续 5 年的监测,主要结果见表 2-11。

表 2-11　2000-2004 年某地孕妇 HBV 感染标志物检测结果

年份	孕妇人数	受检人数	阳性人数	感染率(%)
2000	2358	2193	584	
2001	2391	2224	743	
2002	2425	2255	699	
2003	2476	2303	944	
2004	2502	2327	836	
合计	12 152	11 302	3806	

【问题 1】　根据表 2-11 所提供资料,计算 2000~2004 年孕妇 HBV 感染率,并填入表中。

【问题 2】　在进行感染率的计算时,分子和分母的确定需要注意什么?

【案例三】　2008 年某结核病监测点为了全面了解该地结核病的发生、感染、死亡及有关情况,进行了一次流行病学调查。其调查资料的主要结果如表 2-12 所示。

【问题 1】　试计算该疾病监测点人群下列指标

(1) 该地区 2008 年活动性肺结核病的发病率、患病率、死亡率及病死率。

(2) 该地区 2008 年 1 月 1 日活动性肺结核病的时点患病率。

(3) 该地区 2008 年家庭内与非家庭内人群的结核病续发率。

表 2-12　2008 年某监测点结核病调查主要数据资料

主要项目	人数(人)
2008 年 7 月 1 日该监测点人口数	152 413
2008 年 1 月 1 日该监测点人口数	150 142
同日该地记录的活动性肺结核病例数	357
其中,当天新发活动性肺结核病例数	1
2008 年新发活动性肺结核病例数	86
2008 年活动性肺结核死亡人数	8
2008 年受检结核病例接触人数	14 592
其中,家庭内接触者	5213
非家庭内接触者	9379
受检接触者中续发病例人数	84
其中,家庭内接触者	51
非家庭内接触者	33

【问题2】 在确定发病率和患病率的分子和分母时,需要注意些什么?

【问题3】 以上各指标的计算结果,对疾病的防治工作有何启示?

【案例四】 2007 年 8 月某地一个大型饮食店 100 名员工在一周内出现多名不明原因的肺炎病人,病人大都出现呼吸急促、发热、咳嗽、咳痰等症状,期间在该饮食店就餐的顾客中均未发现类似病例。对该饮食店的流行病学调查结果显示,此次肺炎暴发发病时间分布曲线呈一次性同源暴露的特征。经推断,病例的发生可能与该饮食店采购的甘蔗有关,饮食店员工在分甘蔗时,吸入了甘蔗所附的霉尘。经检验,在甘蔗样品表面分离出青霉菌和毛霉菌等真菌为优势的菌株。调查资料整理结果见表 2-13。

表 2-13 饮食店人员参与购买或分购甘蔗与发病关系

是否参与购买	是否参与分购	人数	病人数	罹患率(%)
+	+	54	32	
+	−	30	6	
−	+	8	6	
−	−	8	0	
合计		100	44	

【问题1】 一次性同源暴露的疾病发病时间分布曲线有哪些特征?

【问题2】 请计算上表所列四种情况下肺炎的罹患率,将结果填入表中相应空栏处。

【问题3】 在本例的指标计算中,为何不用发病率而采用罹患率进行计算?

【问题4】 上述罹患率的计算结果在本次肺炎的病因研究中有何启示?

【案例五】 某医院为考察不同方式胃癌根治手术后病人的存活情况,对医院近年收治的 385 例胃癌根治手术病人进行了 10 年的随访观察,结果如表 2-14 所示。

表 2-14 某医院 385 例不同方式胃癌根治手术病人存活情况

手术方式	例数	1 年		5 年		10 年	
		存活数	生存率(%)	存活数	生存率(%)	存活数	生存率(%)
远端切除	297	272		184		125	
近段切除	35	29		16		12	
全胃切除	31	23		11		6	
联合脏器切除	22	12		2		1	
合计	385	336		213		144	

【问题1】 根据表 2-14 中给出的资料,分别计算不同手术方式的 1 年、5 年和 10 年生存率,并将结果填入表 2-14。

【问题2】 生存率有什么流行病学意义?上述生存率的计算结果说明了什么问题?

【案例六】 已知某省 2000 年甲、乙两县 20 岁及以上各年龄组某病死亡专率和各年龄组人口数,资料见表 2-15。由于两地年龄结构不同,要客观比较两地死亡率的高低,应消除两地区年龄结构的差异,因此需要对死亡率进行标化(调整)。

表 2-15 甲、乙两县 2000 年各年龄别某病死亡专率

年龄组	甲县			乙县		
（岁）	人口数	某病死亡数	死亡专率(1/万)	人口数	某病死亡数	死亡专率(1/万)
20~	200 000	100	5	400 000	240	6
40~	400 000	400	10	400 000	480	12
60~	400 000	800	20	200 000	500	25
合计	1 000 000	1300	13	1 000 000	1200	12.2

【问题 1】 用直接法计算甲、乙两县标化死亡率(以合并甲乙两县人口作为标准人口)。

【问题 2】 比较标化死亡专率与未标化死亡专率之间的差异,有何不同?

附:标化率计算方法

标化率全称标准化率(standardized rate),亦称调整率(adjustment rate),其基本思想是寻找一个统一的分布作为标准组,然后每个比较组均按该分布标准计算相应的率,所得到的率是相对于标准组的,故称为标准化率。常见的是年龄调整标准化率,是把两个或几个不同人群、不同时间的年龄结构放到相同的结构上进行比较,目的是排除不同人群间相互比较时年龄构成对人群疾病频率的影响,以使比较结果更客观。常用的计算方法有直接法和间接法。

标化率计算实例:某医师打算对 A、B 两个医院治疗 M 病的疗效作比较(表 2-16),A 医院治疗 240 例病人,治愈 120 例;B 医院治疗 160 例病人,治愈 80 例。由此算得两个医院的治愈率都是 50%,能不能认为这两家医院对该病的治愈率相等或者说医疗水平相仿呢?研究者在下这个结论前,应该再考虑一下两个医院的病人的内部构成。由于年龄、性别、疾病的型别和期别等都可能影响治疗效果,应该考虑几个对比组之间这些因素的齐同性。

表 2-16 A、B 两个医院治疗 M 病的疗效

组别	A 医院			B 医院		
	治疗数	治愈数	治愈率	治疗数	治愈数	治愈率
儿童	60	48	0.8	120	72	0.6
成人	180	72	0.4	40	8	0.2
合计	240	120	0.5	160	80	0.5

本例采用直接法标准化的方法,以表 2-16 资料为例,直接法标准化的方法如下,其基本数据归纳于表 2-17。

表 2-17 使用直接法计算两医院的标化数据

年龄组	标准人口数	A 医院		B 医院	
		治愈率	期望治愈数	治愈率	期望治愈数
儿童	180	0.8	144	0.6	108
成人	220	0.4	88	0.2	44
合计	400		232		152

注:期望治愈数=标准人口数×治愈率

标准化的治愈率 = (期望治愈数总数/标准人口总数) × 100%

A 医院的标准化治愈率:P_A = (232/400) × 100% = 58%

B 医院的标准化治愈率:P_B = (152/400) × 100% = 38%

（杨　星）

第二节　预防医学的基本技能与临床实践

实验十五　环境污染与健康案例分析讨论

一、实验目的

通过本实验使学生了解历史上重大的环境污染事件,熟悉环境污染导致的健康危害和环境污染的防制方法,提高对环境问题及其危害的关注。

二、实验学时

2 学时。

三、实验方法

本实验采用观看教学录像方法,通过对录像中环境污染案例的课堂讨论、引导学生提出问题、分析问题,并思考解决问题的方法,课后完成实验报告。

四、实验要求

1. 实验背景知识与技能要求　教师提前 1 周布置实验,要求学生课前预习本实验指导。掌握环境污染、公害、公害病、环境污染物的种类及对健康的危害等知识点。了解当今国内外面临的主要环境问题和环境污染防治的措施和手段。

2. 实验要求　复习回顾历史上的十大公害事件,认真观看教学录像,并结合理论知识回答思考题。

3. 总结与点评要点　围绕录像内容并结合理论知识进行总结,加深学生对人与环境关系的认识。

4. 实验报告要求　结合教学录像内容与理论知识回答思考题。

五、实验背景材料

历史上十大公害事件

1. 大气污染

（1）马斯河谷事件

时间:1930 年 12 月 1~2 日

地点:比利时马斯河谷工业区

原因:该区位于狭窄盆地中,12 月 1~5 日出现气温逆增,硫化矿冶炼厂、炼钢、炼锌、发电、化肥和石灰等厂排放 SO_2,浓度达 25~100mg/m^3。

后果:第 3 天起,许多居民感觉不适,几千人患呼吸道疾病,表现为胸痛、咳嗽和呼吸困难等症状,1 周内有 60 多人死亡。经尸体检查,呼吸道内壁有刺激性化学物质损害。

（2）洛杉矶光化学烟雾事件

时间：1943年以来不断出现

地点：美国加州洛杉矶

原因：洛杉矶三面环山，一面临海，一年中有100天以上出现气温逆增。当时汽车达250万辆，每日有1000吨CH化合物，433吨NO_2化合物，4200吨CO排至大气中。5～10月阳光强烈，在紫外线作用下形成以O_3为主的光化学烟雾。

后果：烟雾滞留市内数天不散，引起眼、鼻、喉、呼吸道刺激，出现眼红肿、流泪、喉痛、咳嗽、胸痛、红眼病流行，甚至呼吸衰竭死亡。1953年一次事件中，1～2天，65岁以上老年人死亡400人。

（3）多诺拉事件

时间：1948年10月26～31日

地点：美国宾州多诺拉镇

原因：是位于河谷盆地的工业小镇，建有炼锌钢铁和硫酸厂，10月26日晨起，烟雾覆盖了小镇持续到31日。估计大气SO_2为1.31～5.24mg/m³，并有明显粉尘蓄积在深谷不散。

（4）伦敦烟雾事件

时间：1952年12月5～8日

地点：英国伦敦市

原因：5～8日气温逆增，取暖用煤排烟积聚大气中不能扩散，烟雾笼罩全市。SO_2 3.8mg/m³，烟尘4.5mg/m³，分别为平时的6与10倍。雾的硫酸含量680μg/m³。

后果：一周内死亡人数比往年同期多4000人，45岁以上死亡数为平时的3倍，1岁以下婴儿死亡数也增加1倍，急诊病人和入院治疗患者大增。

（5）四日市哮喘事件

时间：1955年以来

地点：日本四日市

原因：石油化工和重油燃烧废气严重污染城市空气

后果：1961年出现大量哮喘病人。1964年连续3天烟雾不散，出现死亡病例；1967年出现因不堪忍受哮喘而自杀的事例。

（6）博帕尔（Bhopal）农药泄漏事件

时间：1984年12月3日凌晨

地点：印度博帕尔市

原因：1984年12月2日晚上11时，一名在博帕尔市郊美国联合碳化物公司印度分公司的农药厂工作的工人发现，一座储有45吨异氰酸甲酯（CH_3NCO）的储槽压力上升。午夜过后56分钟，这种气体从一个出现漏缝的保安阀溢出。在将近1小时内，形成一股浓密的烟雾向博帕尔市扩散。

后果：毒物首先侵袭该厂两个比邻的小镇，引起数百人在睡梦中死亡。随后毒雾笼罩了方圆25英里的市区，并不断向外扩散。1周后，共计有2500人死亡，15万人接受治疗，重症者有4000多人。

2. 水污染——水俣病事件

时间：1953～1956年

地点：日本雄本县水俣湾沿岸地区

原因:石油化工厂排出含汞废水污染海湾,经过一系列的化学反应,汞转化为甲基汞,进入海产鱼虾、贝类体内,人们食用富含甲基汞的鱼虾、贝类后甲基汞几乎全部入血液并与血红蛋白结合,随后有选择性地侵犯大脑运动、感觉中枢和小脑。

典型症状:①视野向心性狭窄,视力不降;主要为眼球运动功能不协调;②运动失调,反应迟钝;③听力障碍(高音障碍,能听见声音不懂意思);④(感)知觉障碍;⑤合并症:肾损害、糖尿病、高血压。

后果:引起居民甲基汞中毒,1972 年统计患者达 180 多人,其中 50 多人死亡。

3. 土壤污染——痛痛病事件

时间:1955~1972 年

地点:日本富山县神通川流域

原因:上游锌冶炼厂排出含镉废水污染下游地区水体,居民用河水灌田,使稻米含镉增高。镉进入人体,蓄积于肝肾等组织→损伤线粒体功能及酶活性,使得机体出现:①维生素 D 活化障碍;②骨代谢障碍;③钙磷吸收降低,骨质疏松及骨软化等症状。

临床表现:疼痛为主要表现,初为腰疼,以后发展到全身疼痛,活动时加剧,严重时发生多发性病理性骨折。X 线表现为骨质疏松、骨折。

后果:食用含镉稻米和饮用含镉水的居民,不断出现痛痛病患者,主要是见于绝经期妇女。1972 年 3 月统计患者已超过 280 人,死亡 34 人,有 100 多人出现可疑症状。

4. 食物污染——米糠油事件

时间:1968 年 3 月

地点:日本北九州市、爱知县一带

原因:一家米糠油生产厂的热载体多氯联苯混入米糠油中。

后果:食用米糠油及其制品者发生多氯联苯中毒,中毒超过 1 万人,其中死亡 16 人。

5. 放射污染——切尔诺贝利核电站核污染事件

时间:1986 年 4 月 26 日清晨

地点:位于乌克兰基辅北面大约 130km 的切尔诺贝利核电站。

原因:该核电站反应堆熔化燃烧,保护壳爆裂。

后果:当场死亡 2 人,204 人受到辐射损伤。当地放射性水平为正常允许量的 1500 倍,周围 30km 地区成为“死亡区”,220 万人居住区受到污染,13.5 万人被迫疏散。至 1990 年初死亡人数达 237 人。放射性物质在欧洲上空至少漂游 3 周。

六、实习内容

通过观看曾发生在日本的三大典型公害事件的教学录像,加深对环境污染的理解和认识。课后学生结合教学录像的内容完成下列思考题,作为实验报告提交。

七、思考题

(1)结合案例归纳总结环境污染物对健康危害的途径、形式及后果。

(2)结合案例提出相应的环境污染防制措施。

(3)结合录像内容,浅谈人类发展与环境之间的关系。

(蔡毅嫒)

实验十六　职业性苯中毒案例分析

一、实验目的

通过本案例的分析与讨论,掌握慢性苯中毒的危害和临床表现,熟悉接触苯的主要职业和高危人群;掌握职业病的诊断及处理原则,熟悉职业环境中职业性有害因素的调查与评价方法,了解职业病的预防控制措施。

二、实验学时

3学时。

三、实验方法

本实验以课堂讨论的方式进行。学生课前自由或按学号分组,每组10~20名学生。教师先就实验背景材料进行讲解,使学生了解我国职业性苯中毒的现状、对工人的健康危害、主要临床表现、接触苯的主要职业和工种,了解开展本实验的目的和意义。实验中,教师介绍职业性苯中毒案例并提出相关问题,先引导学生就案例问题进行组内讨论,各组记录组内讨论结果。然后每个小组选派代表汇报案例问题组内讨论的结果,引导学生就不同观点进行组间讨论和辩论;最后,教师根据讨论结果进行现场归纳总结和点评。

四、实验要求

(1) 要求学生课前复习掌握教科书上职业性有关因素调查、评价方法以及职业病诊断、处理、防治的相关理论知识。

(2) 实验报告要求:每小组提交案例相关问题的组内讨论结果。

五、实验背景材料

职业病是由职业性有害因素直接引起的特定疾病,职业性有害因素可存在于生产过程中的各个环节,可以是原料、中间产品、产品、副产品及“三废”等,据卫生部调查,全国83%的乡镇企业存在不同程度的职业危害,致使我国职业病危害现状形势十分严峻。近几年来,卫生部根据全国各省、自治区、直辖市等每年的职业病总结报告,向公众通报的全国新发各类职业病呈逐年递增趋势,至2010年底全国累计报告职业病近80万人,可以说职业危害已成为“一个重大的公共卫生问题和社会问题”。

职业中毒是我国115种职业病名单中种类最多的一类,共有56种。苯是重要的有机化工原料,也是常见的生产性毒物之一,其用途极为广泛。近年来,卫生部每年通报的新发慢性职业中毒病例中苯中毒均排在前3位,且还有很多私营企业的苯中毒患者因职业病诊断难、鉴定难等原因未纳入卫生部通报的数据中。

六、实验案例与讨论

【案例】　患者,女,28岁,于2004年以来常感头昏、头痛、乏力、失眠、耳鸣、多梦、记忆力减退,并经常出现齿龈、鼻出血、月经过多现象,于2005年入院。入院体检:神志清楚,贫血面容,四肢皮肤偶见淤点,体温37.3℃,脉搏71次/分,呼吸21次/分,血压108/66mmHg,心肺(-),腹部平软,肝在肋下1.6cm,血象检查:白细胞计数1.9×10^9/L,中性粒细胞1.1×10^9/L,血小板44×10^9/L,红细胞2.2×10^{12}/L,血红蛋白54g/L;尿常规检查(-);肝功能检查正常。骨髓检查诊断为再生障碍性贫血。

【问题1】 为查明患者的病因,你认为病史还应补充哪些内容?

【问题2】 引起再生障碍性贫血的常见毒物有哪些?哪些工种的职业人员容易接触到该类毒物?

【问题3】 简述慢性苯中毒的毒理及其危害。

【问题4】 要确定患者为职业性中毒,还应调查什么?

进一步追问患者职业史,发现患者于2003年开始在某乡镇皮鞋厂从事刷胶工作,即将胶水刷在鞋底上,烘干后使鞋帮和鞋底粘在一起,在刷胶及烘干过程中,有大量的苯及甲苯、二甲苯蒸气逸散到车间空气中,工人每天工作8~10小时,疑为慢性苯中毒。

【问题5】 慢性苯中毒的临床表现有哪些?比较急、慢性苯中毒的临床表现有何差异?

【问题6】 对患者的工作场所应进行哪些职业病危害调查?

职业病院专家组对患者工作场所进行调查,发现该鞋厂车间工作台面上方通风排毒设施及除尘设施设计安装不合理,排毒除尘不充分,对车间有二次污染现象,且同一车间多种工段(制帮、制底、刷胶、烘干、合鞋等)混杂,各种有害因素有并存现象。该厂使用氯丁胶作为粘胶,其含有一定量的苯及少量的甲苯、二甲苯,车间空气中该类有毒物质监测结果(结果均为时间加权平均容许浓度):苯蒸气$15.7mg/m^3$,甲苯$42.4\ mg/m^3$,二甲苯$10.3\ mg/m^3$。

对同车间的其他工人调查,大多数也反映经常有头晕、头痛、记忆力下降、失眠、多梦等症状,少数工人有牙龈出血。组织该厂工人体检,发现12人中有6人的尿苯酚高于正常值,其中5人红细胞、白细胞、血小板低于正常值。

【问题7】 造成患者慢性苯中毒的原因是什么?

【问题8】 根据上述资料,该患者是否可以判定为职业性苯中毒?为什么?

【问题9】 根据《职业病防治法》的有关规定,作为临床医生,当发现职业病时,应该如何处置?

【问题10】 试述职业病的三级预防策略,组织工人进行定期体检属于哪一级预防?

【问题11】 从社会学的角度,谈谈你对本案例发生职业性苯中毒原因的思考,应该如何防止此类事件的发生?

(李　军)

实验十七　营养缺乏病临床表现与预防案例讨论

一、实验目的

通过营养缺乏病临床表现幻灯片放映,给学生一个直观的印象,加深对理论课讲授的各种营养缺乏病的理解和记忆。掌握蛋白质-热能营养不良、维生素 A、D、B_1、B_2、C、PP 缺乏症和钙、铁、碘缺乏症、肥胖的常见发病原因、临床表现和发病机制,熟悉上述各类营养素的主要食物来源,了解营养缺乏病的膳食治疗原则。

二、实验学时

3 学时。

三、实验方法

采取观看营养缺乏病临床表现幻灯片和讨论的方式进行。在放映营养缺乏病临床表现幻灯片过程中,通过提问的方式了解学生对理论知识的掌握程度;教师总结讲解片中涉及的各类营养缺乏病相关的病因、临床表现特点、防治原则和相关营养素的主要食物来源。观看幻灯片后分组讨论各类营养缺乏病的病因、营养素的食物来源、缺乏或中毒的临床表现特点。

四、实验要求

(1)要求学生课前系统复习教材中有关营养素和营养性疾病的相关知识;

(2)实验报告要求:每小组提交讨论总结,内容包括幻灯片中涉及的各类营养缺乏病临床表现特点、发病原因和膳食治疗原则。

五、实验背景知识

营养性疾病是一类临床常见的疾病,是指因营养素摄入不足、消化吸收障碍和消耗增加引起营养素缺乏,以及摄入过多导致营养素过剩或营养代谢异常而引起的一类疾病。主要包括营养缺乏病(如蛋白质-热能营养不良、各种维生素缺乏病、钙、铁、碘缺乏病等),营养过剩或中毒,如肥胖症、维生素 A 过多症、氟中毒,营养代谢障碍性疾病和以营养为主要病因的一些慢性退行性疾病等。

随着社会经济的持续稳定发展及人民收入、消费水平的提高,居民食物质量和营养摄入有明显提高,全国营养缺乏病的患病率有不同程度的下降,但并未彻底解决,尤其是农村地区问题仍比较严重。目前,导致我国居民营养缺乏病的常见原因包括贫困、膳食结构不合理,或由于烹饪方法不当、婴幼儿喂养不当,偏食、素食、禁食、节食等致营养素长期摄入不足。此外,由于各类慢性疾病,如慢性胃肠炎、长期发烧、严重消耗性疾病等引起食欲下降、吸收不良或消耗增加、排泄增加也是继发营养不良的重要原因。

掌握常见营养性疾病的临床表现及其病因,熟悉各类营养素的主要食物来源,不仅是开展该类疾病的临床诊断和治疗所需要的基础知识,也是开展临床预防,指导患者膳食营养,预防该类疾病发生的基础知识。

六、实验内容

(一)营养缺乏病

1. 蛋白质-热能营养不良

【问题1】 蛋白质-热能营养不良发病原因?其在临床上分哪几种类型?每种类型的临床特征表现?蛋白质-热能营养不良如何防治?

2. 维生素

【问题2】 试述维生素的分类方法?维生素缺乏的常见病因?

(1)维生素 A 缺乏

【问题3】 维生素 A 的主要生理功能有哪些?维生素 A 缺乏患者的主要临床表现是什么?维生素 A 主要来源于哪些食物?

(2)维生素 D 缺乏

【问题4】 维生素 D 主要生理功能?维生素 D 缺乏后儿童和成人患者特征性临床表现分别是什么?机体内维生素 D 主要来源于哪些途径?

（3）维生素 B_1 缺乏

【问题 5】 维生素 B_1 主要生理功能？维生素 B_1 缺乏症临床表现分哪几种类型？各型的主要症状分别是什么？维生素 B_1 含量丰富的食物有哪些？

（4）维生素 B_2 缺乏

【问题 6】 维生素 B_2 主要生理功能？维生素 B_2 缺乏的主要临床表现？维生素 B_2 主要来源于哪些食物？

（5）维生素 C 缺乏

【问题 7】 维生素 C 主要生理功能？维生素 C 缺乏的主要临床表现？哪些食物富含维生素 C？

（6）维生素 PP 缺乏

【问题 8】 维生素 PP 主要生理功能？维生素 PP 缺乏的主要临床表现？维生素 PP 缺乏的好发人群？维生素 PP 的主要食物来源？

3. 无机盐

【问题 9】 如何界定常量元素和微量元素？人体含量最多的常量元素和微量元素分别是什么？

（1）钙缺乏

【问题 10】 钙的主要生理功能？钙缺乏症的主要临床表现？影响钙吸收的主要因素包括哪些？哪些食物是钙的良好食物来源？

（2）铁缺乏

【问题 11】 铁的主要生理功能？机体缺铁的后果？影响铁吸收的主要因素包括哪些？铁主要来源于哪些食物？

（3）碘缺乏

【问题 12】 碘的主要生理功能？碘缺乏病的病因有哪些？碘缺乏病的主要临床表现？如何防治碘缺乏病？

（二）营养过剩

【问题 13】 机体营养过剩主要有哪些危害？如何预防和控制机体的营养过剩问题？

（李　军）

实验十八　特殊人群营养指导案例讨论

一、实验目的

通过分析讨论孕妇、婴幼儿及老年人等特定生理时期人群的生理代谢特点、营养需要，掌握这几类特定生理时期人群的营养膳食原则与特点。

二、实验学时

3 学时。

三、实验方法

本实验采取分组课堂讨论方式进行，每组 10~20 名学生。结合孕妇、婴幼儿及老年人的生理代谢特点、营养需要等背景知识，围绕案例提出的问题进行课堂讨论及分析，掌握这几类人群的膳食营养特点。

四、实验要求

1. 实验背景知识与技能要求 复习掌握教科书上特殊人群营养的相关理论知识,实验前可上网参阅《中国居民膳食指南》(2007 版)第二部分 特定人群膳食指南。

2. 实验报告要求 实验结束后,每小组提交 1 份实验报告。报告内容为各组课堂讨论的问题答案。

五、实验背景知识

1. 孕妇人群 妊娠是一个复杂的生理过程,是指母体承受胎儿在其体内发育成长的过程。妊娠期在临床上分为 3 个时期:第 12 周末之前称为妊娠早期,第 13~27 周末称为妊娠中期,第 28~40 周末称为妊娠晚期。孕妇是处于妊娠特定生理状态下的人群,妇女怀孕后,在体内各种激素的作用下,会发生一系列的生理变化及代谢改变,以适应和满足胎儿在宫内生长发育的需要。这些改变通常随妊娠时间的增加而明显,至分娩后又逐渐恢复至孕前水平。孕妇的生理变化主要有:内分泌及代谢改变、血液系统改变、消化系统功能改变、泌尿系统功能改变、体重变化等。

由于体内生理变化特点,孕妇在妊娠不同时期的营养需求也会相应不同,妊娠期营养不良对于孕妇及胎儿都会带来不良影响,一方面,妊娠期营养不良可引起母体蛋白质摄入不足、营养性贫血、骨质软化以及妊娠并发症(妊娠高血压、先兆子痫以及妊娠糖尿病等)。另一方面,妊娠期营养不良可引起胎儿生长发育迟缓、脑发育受损、低出生体重、先天畸形等。因此,关注孕妇营养,保证孕期的合理营养对母婴双方身心发育具有重要意义。

2. 婴幼儿人群 婴幼儿期包含了婴儿期和幼儿期两个时期,婴儿期是指从出生至 12个月龄,此时期是一生中生长发育最快的时期;幼儿期指 1 周岁到满 3 周岁之前,体格发育虽不及婴儿期发育迅猛,也是处于生长发育的重要阶段,显著旺盛于成人。大脑组织的发育从孕中期开始,持续到出生后的第二年甚至第三年。大脑皮层细胞的增殖、增大和分化主要是在孕后期和出生后的第一年,尤其出生后的前 6 个月内,是大脑和智力发育的关键时期。进入幼儿期后,大脑皮质的功能进一步完善,语言表达能力也逐渐丰富,模仿性增强,智能发育快。快速的体格及智力发育决定了婴幼儿较高的营养需求。

婴幼儿期是从母乳营养逐渐过渡到依赖其他食物营养的重要时期,0~4 个月的婴儿完全母乳喂养可以满足婴儿的营养需要,4~6 个月时就应逐步添加辅食才能满足需要了。婴幼儿的消化系统处于发育阶段,消化器官稚嫩、消化酶活性不强,限制了食物消化吸收与利用,如辅食添加不当,极易引发婴幼儿肠道功能性紊乱,造成婴幼儿营养不良。婴幼儿添加母乳外的其他辅食的时间及方法是至关重要的。

幼儿期是父母对孩子的食物选择进行干预的最后机会,培养孩子正确的饮食习惯以及对食物的态度能保证生长阶段的健康成长,并有助于成年后拥有健康的饮食习惯,远离生活方式相关疾病。早期的婴幼儿喂养能为一生的饮食习惯和身体健康打下基础,因此科学合理的喂养方式以及婴幼儿期的均衡膳食、合理烹调加工对于保障为生长发育提供物质基础,促进其体力和智力的正常发育具有重要意义。

3. 老年人群 随着社会经济和医学保健事业的发展,人类寿命将逐渐延长,老年人口比例将不断增大,当一个国家或地区 60 岁以上人口所占比例达到或超过总人口数的 10%,或者 65 岁以上人口达到或超过总人口数的 7%,就进入老龄化国家。2003 年我国正式进入老龄化社会,老年人的健康问题也成了医学研究的热点。

衰老是人类的自然规律,进入老年期,人体组织器官会发生生理代谢变化,包括代谢功能的改变、基础代谢率下降、体液成分的改变、各器官功能的减退。衰老是必然的趋势,但衰老的进程受到环境、遗传等多方面因素的影响,延缓衰老进程,追求健康的衰老是人们的目标。

合理营养是健康的物质基础,从膳食中摄入充足的营养素,可以提高机体免疫力,预防疾病、延缓衰老。反之营养不良或营养失调则可能增加各种慢性病风险和加速衰老进程。因此,关注老年人营养需要,安排合理膳食,将有助于机体延缓衰老、提高生活质量。关注老年人营养的同时应关注他们的心理,重视他们的社会交往,通过减少孤独感来增进食欲。

六、实验案例与讨论

(一)妊娠期营养

【案例一】 刚结婚 3 个月的刘女士最近出现食欲不振、恶心、头晕症状,尤其是闻到油腻时还会呕吐,到医院检查后才知道是怀孕了。这可让小刘的婆婆高兴坏了,尽心尽力给小刘准备了长长的营养食谱清单,每天牛奶、鸡蛋是不能少,三餐尽是红烧猪脚、清炖鸡汤等肉类。但小刘看到这些食物就反胃,呕吐得更严重,小刘一周下来几乎没吃什么东西,整个人瘦了一圈,婆婆也感到很委屈。

【问题1】 你认为小刘的婆婆准备的食谱适当吗?请提出建议?

【问题2】 怀孕早期的膳食原则有哪些?

【案例二】 26 岁的李女士是某知名企业的白领,身材姣好的她一直以此为傲。今年年初怀孕后,爱美的李女士害怕孕期增重过多影响形象,虽说身体处于特殊时期也还是注重控制饮食,每天主食摄入很少,肉类和鱼虾也很少摄入,主要以水果蔬菜为主,怀孕 22 周的她去医院产检时发现胎儿小了约 2 周,医生还说李女士还存在营养不良,贫血、缺钙的情况。

【问题】 李女士的饮食方式会导致什么样的后果?

【案例三】 小王怀孕后,为了肚子里小宝宝的成长,不仅在一日三餐外多加了牛奶、鸡蛋,晚上还摄入苹果、香蕉等大量水果,每天还坚持服用多种孕期保健品,果然成效显著,小王肚子圆滚滚的,体重比起怀孕前增加了 20kg。到 26 周产检时,医生告知她患上了妊娠糖尿病,胎儿过大,必须控制饮食,并且小王有几项微量元素摄入超标。

【问题1】 请说说你对此事的看法?

【问题2】 怀孕中晚期应注意的膳食原则有哪些?

(二)婴幼儿营养

【案例四】 小兰是很讲究生活品质的 80 后上班族,平时间就注重健身及身形的保持,艰难的忍受了 10 月怀胎的身体臃肿期,为了身材的恢复,生下女儿后坚持不给女儿喂母乳,她说"配方乳粉中营养素很齐全,经过科学搭配,能满足小孩的所有需要"。

【问题】 请你为小兰介绍母乳的营养特点及母乳喂养的优点?

【案例五】 小芳的儿子 10 个月大了,近来出现汗多,夜间哭闹,睡眠不好,有时还出现惊厥,过后无其他不良表现。抽血化验结果钙铁锌均低于正常水平。追问病史:小孩平日就吃母乳,从 8 个月时才开始少量添加米糊、牛奶和蛋类。而小芳自己平时不太喜欢肉食,也不爱锻炼,很少和孩子到户外活动。小芳说自己知道母乳喂养的优点,也一直坚持母乳喂养,不知道儿子为什么还会出现这些状况。

【问题】 请说说小芳的儿子为什么会出现这样的情况?请给小芳提提建议。

【案例六】 小宝由于妈妈工作忙,平时都是奶奶带。两岁的小宝身高总不如小区的同龄孩子,而且经常感冒。他喜欢玩玩具车,每次到吃饭时间了也不肯好好坐着吃,总是要奶奶追着喂,还只喜欢吃鸡蛋和瘦肉,鱼虾从来不肯吃,也不怎么吃蔬菜,总是说蔬菜吞不下,但很喜欢吃西瓜、香蕉等水果。奶奶觉得水果和蔬菜一样,也就不勉强小宝吃蔬菜了。小宝还特别喜欢吃薯片和饼干等零食。

【问题1】 小宝的膳食及行为存在哪些问题?

【问题2】 幼儿营养与膳食行为应注意的原则有哪些?

(三)老年人营养

【案例七】 王某,男性,66岁,去年退休后很少外出,平时很少活动,白天大部分时间都在看电视。喜欢吃肉和鸡蛋,不爱吃蔬菜,嗜好吃辣椒。认为精细米面易于消化,主食以精白米面为主。近段时间自觉排便困难,每周排便2~3次,大便干结。

【问题】 老王发生了什么问题?请分析发生该问题的原因有哪些?

【案例八】 李阿姨,丧偶,仅有一女,结婚在外省居住。两年前退休后李阿姨一直一个人居住,平日很少出门,为节省精力,常常一次买好几天的菜,近半年来,无明显饥饿感,食欲减退,每天只吃一餐,体重下降了5kg左右,经常有下蹲起身后头晕症状,体检大脑无明显器质性病变,血红蛋白100g/dl,轻度贫血。

【问题1】 李阿姨食欲减退的原因有哪些?哪些措施能改善她的营养状况?

【问题2】 老年人的膳食原则有哪些?

(王 荣)

实验十九 膳食调查与膳食营养状况评价情景模拟实验

膳食调查是营养调查工作中的一个基本组成部分,是营养工作的基本手段,其本身又是相对独立的内容。单独的膳食调查结果可作为对所调查的单位或人群改善营养和进行咨询、指导的主要工作依据。膳食调查常用方法有称重法、记账法、24小时回顾法、频率法、膳食史法、化学分析法等。其中24小时回顾法是获得个人膳食摄入量资料最常用的一种调查方法。

一、实验目的

要求通过本次实验,学生能熟悉24小时回顾法膳食调查的一般方法、食物成分表的应用;掌握膳食调查的一般步骤、膳食调查结果计算及评价,对存在问题进行营养调配和膳食营养指导。

二、实验学时

6学时。

三、实验原理

采用24小时回顾法,通过询问调查对象回顾和描述在调查时刻以前24小时内摄入的所有食物的数量和种类(调查时间一般为3~7天)。根据食物成分表计算出每人每日热能和各种营养素的平均摄入量,通过与膳食营养素参考摄入量(dietary reference intakes,DRIs)相比较,评价调查对象的膳食营养状况,对其存在的膳食营养问题提出改进意见和建议。

四、实验材料

24 小时膳食回顾法调查表、食物营养成分计算表、食物成分表、计算器。

五、实验步骤

(一) 食物摄入量调查(选择其一)

1. 资料一 学生 2 人一组,互相询问调查过去 24 小时的实际食物摄入数量和种类,按餐次分别记入表 2-18。

2. 资料二 某大学生 24 小时进餐调查情况

早餐:牛奶 1 袋(约 200ml)、面包 1 个[小麦粉(标准粉)约 150g],苹果 1 个(约 180g);中餐:米饭(大米 100g)、青椒肉片(青椒 100g,瘦猪肉 50g,豆油 5g);晚餐:米饭(大米 100g),番茄炒鸡蛋(番茄 125g,鸡蛋 60g,豆油 6g)。按餐次、种类、数量(原料重量)分别计入表 2-18。

表 2-18 24 小时膳食回顾调查表

序号:＿＿＿＿＿＿＿＿＿＿　　　　　调查日期:＿＿＿＿＿＿＿＿＿＿

| 姓名 | | 性别 | | 身高(cm) | | 体重(kg) | |
| 年龄 | | 职业 | | 地址 | | 电话 | |

餐次	食品名称	原料名称	原料编码	原料重量	备注	进餐地点
早餐						
中餐						
晚餐						

(二) 查食物成分表,计算通过食物摄入的各种营养素的量

食物成分表中营养素数据为 100g 食部的营养素含量,计算中注意各种营养素摄入量必须按调查对象各种食物原料的实际摄入量进行折算后,再将相关计算结果对应记入表 2-19。

表 2-19 食物营养成分计算表

餐次	食品名称	食物原料	摄入量(g)	蛋白质(g)	脂肪(g)	碳水化合物(g)	能量(kcal)	钙(mg)	铁(mg)	锌(mg)	磷(mg)	硒(μg)	维生素A(μgRE)	硫胺素(mg)	核黄素(mg)	烟酸(mg)	维生素C(mg)
早餐																	
中餐																	
晚餐																	
总计(A)																	
供给标准(B)																	
占供给标准百分比(A/B×100%)																	

（三）计算各类食物摄入量

（1）将24小时膳食回顾调查表（表2-18）中食物按食物成分表找到食物编码和分类。

（2）将各种食物按膳食宝塔进行归类，并计算实际摄入量。（见表2-20）

表2-20　各类食物的摄入量

食物种类	实际摄入量（g）	膳食宝塔推荐量（g）
（1）谷薯类		250~400
（2）蔬菜类		300~500
（3）水果类		200~400
（4）畜禽肉类		50~75
（5）鱼虾类		50~100
（6）蛋类		20~50
（7）豆类及其制品		30~50
（8）奶类及其制品		300
（9）油脂类		25~30
（10）盐		<6

（3）在进行食物归类时，注意有些食物需进行折算后才能相加。如计算奶制品摄入量时，需先按蛋白质含量将奶制品折算为牛奶质量后才能相加。豆制品也需先按蛋白质含量将豆制品折算为黄豆质量后才能相加。折算公式如下：

$$鲜奶量 = 奶制品摄入量 \times 该奶制品蛋白质含量 \div 3$$
$$黄豆量 = 豆制品摄入量 \times 该豆制品蛋白质含量 \div 35.1$$

（四）查营养素供给量标准，计算摄入量占供给量标准的百分比

（1）根据调查对象的年龄、性别、体力活动强度等情况，查其能量和各种营养素供给量标准（RNI或AI），填入表2-19中。

（2）将食物营养成分计算表2-19中的各种食物的能量和各营养素分别相加，将计算结果与查询的供给标准比较，计算出占供给标准的百分比。

（五）计算能量营养素来源百分比

食物能量来源为蛋白质、脂肪和碳水化合物。按食物营养成分计算表2-19中三大产能营养素摄入量总计值，分别计算蛋白质、脂肪和碳水化合物的产能占总热能的百分比。（见表2-21）

表2-21　能量营养素来源百分比

产能营养素	摄取量（g）	热能（kcal）	占总热能的百分比（%）
蛋白质			
脂肪			
碳水化合物			
合计			

（六）计算蛋白质来源百分比

将食物营养成分计算表2-19中摄入的蛋白质按属性（动物性、大豆类、谷类、其他植物性食物）进行分类，并将膳食中的动物蛋白和大豆蛋白合计（即优质蛋白）。然后将优质蛋

白、谷类、其他植物来源的蛋白质分别除以一日摄入总蛋白的质量,计算出各类食物蛋白质占总蛋白的百分比。(见表 2-22)

表 2-22 蛋白质来源百分比

食物来源	蛋白质摄入量(g)	占蛋白质总摄入量的百分比(%)
动物性食物 + 大豆类		
谷类		
其他植物性食物		
合计		

(七)计算一日三餐能量分配

以全日热能为 100%,将各餐次热能合计值分别除以一日热能总计值,计算出早、中、晚三餐各占全日热能的百分比。(见表 2-23)

表 2-23 三餐能量分配

餐次	热能(kcal)	占全日总热能的百分比(%)
早餐		
中餐		
晚餐		
合计		

(八)结果与评价

1. 膳食结构分析与评价 根据各类食物的摄入量计算结果(表 2-20),评价调查对象膳食结构的食物种类是否齐全,数量分布是否合理。

2. 膳食能量和营养素分析与评价

(1)热能及各种营养素占供给量的百分比:根据食物营养成分计算表(表 2-19)计算结果,对摄入合理、充足、不足、严重不足和过剩的营养素进行归类,评价每日各种营养素摄入是否存在摄入不足或过剩的情况。

1)与 DRIs 中的 RNI 或 AI 比较,若相差在 ±10% 内(即在 90%~110% 范围内),可认为正常;若低于 80% 则为摄入不足,低于 60% 为摄入严重不足,长期摄入不足将对机体造成严重损害。

2)能量和各种营养素的摄入量不宜超过 DRIs 中的 UL,若超过 UL,认为该个体该营养素有摄入过多风险。

(2)能量营养素来源百分比:根据实际的能量营养素来源百分比(表 2-21)计算结果,按照合理膳食中三大产热营养素推荐供能比为:蛋白质占 10%~15%,脂肪占 20%~30%,碳水化合物占 55%~65%。对能量营养素的来源比例是否恰当进行评价。

(3)蛋白质来源百分比:根据实际的蛋白质来源百分比(表 2-22)计算结果,按照合理膳食中优质蛋白质(动物蛋白+豆类蛋白)供给量应占达到蛋白质供给总量的 1/3 以上,如果总量不足则优质蛋白质所占的比例应更高,最好达 50% 以上的建议,对蛋白质摄入情况是否合理进行评价。

(4)三餐能量分配:根据实际的三餐能量分配(表 2-23)计算结果,按照合理膳食的三餐能量分配推荐比例(早:中:晚= 30% :40% :30%),对三餐的能量分配情况进行评价。

3. 制定营养调配和膳食营养指导方案 通过膳食计算和评价结果,指出调查对象膳食中存在的问题并对其进行综合分析,结合调查对象的 BMI 值、饮食习惯等因素,制定具体的膳食营养调配建议和措施。

(九) 实验报告撰写

课后将上述调查的各项结果及评价内容整理后作为实验报告提交。

六、注意事项

(1) 因 24 小时回顾法主要依赖应答者的记忆来回忆和描述他们的膳食,故该方法不适合于年龄在 7 岁以下的儿童与年龄在 75 岁以上的老人。

(2) 在实际生活中,工作日和休息日的膳食情况常常有很大差异,为使调查结果能更好反映被调查对象的一般膳食情况,3 天回顾法通常选择 2 个工作日和 1 个休息日进行。

(3) 调查员在调查前须接受专门的培训掌握询问的技巧与方式,调查者在询问过程中,注意食物摄入种类漏报和调查对象主观因素的影响。调查者需借助食物模型和测量工具,对食物摄入量定量核算。要求调查者对食物的重量估计值和实际重量值之间的误差不超过±20%。

(4) 目前我国的食物成分表是以食物原料为基础的,因此在记录食物重量时,应记录食物原料重量,以"g"为单位。若为"斤、两"均需换算为"g"。

(何 江)

实验二十 个体健康危险度评估情景模拟实验

一、实验目的

通过本实验,使学生能进一步理解个体健康危险度评估在临床预防服务中的重要意义;初步掌握调查问卷的设计、个体健康危险度评估的方法和进行健康危险因素问卷调查的技能。

二、实验学时

3 学时。

三、实验背景知识

健康危险因素(health risk):指能使疾病或死亡发生的可能性增加的因素,或者是能使健康不良后果发生概率增加的因素,可分为环境因素、个人生活行为因素、生物遗传因素、卫生保健因素。

在心、脑血管疾病、糖尿病、恶性肿瘤等慢性病的诸多危险因素中,有些因素通过干预是可以改变的,从而可以减少或降低健康不良后果发生的概率。这类危险因素主要是不健康的行为和生活方式因素,即行为危险因素,包括吸烟、酗酒、不合理膳食、缺乏充足的睡眠与休息、高血压、高血脂、肥胖、缺少运动等。

健康危险因素评估(health risk assessment,HRA)是研究危险因素与慢性病的发病率及死亡率之间的数量依存关系及其规律性的一种技术。它研究人们生活在有危险因素的环境中未来患某种特定疾病或因某种特定疾病导致死亡的概率,以及当改变不健康行为,消除或降低危险因素时,患病、死亡危险改变的情况、可能延长的寿命。其目的是促进人们改变不健康行为,减少危险因素,提高健康水平。

健康危险因素评估可分为群体健康危险度评估和个体健康危险度评估。个体健康危险度评估是开展临床预防服务,制定有针对性的个性化危险因素干预措施的重要依据。

个体健康危险度评估将行为生活方式等危险因素转化为可测量的指标,预测个体在一定时间发生疾病或死亡的危险,同时估计个体降低危险因素的潜在可能。

危险分数是代表发病或死亡危险的指标。对于个体某一疾病的危险分数而言,危险分数为该个体发生该疾病或因该疾病而死亡的概率与同年龄同性别人群发生该疾病或死于该疾病的概率的比值,它可以直观地表达出被评价者发生某病或死于某病的概率是同年龄同性别一般人群的多少倍。通过对个体的评估,可以计算以下三种危险分数:

目前危险分数:根据目前个体危险因素情况所计算的危险分数;

一般人群危险分数:同年龄、同性别个体的危险分数。作为评估对象的参照,因此都为1;

目标危险分数:是假设改变或消除了个体目前所存在的可改变的危险因素,全面建立起健康的理想生活方式下所计算出的个体的危险分数。目标危险分数应小于或等于目前危险分数。

根据个体的目前危险分数、目标危险分数和一般人群危险分数三者之间不同的量值关系,个体健康危险因素评价结果可以分为以下四种类型:

(1) 健康型(或低危险型):被评价者的目前危险分数小于一般人群危险分数属于健康型。说明个体危险因素低于一般人群的平均水平,预期健康状况良好。

(2) 自创性危险因素型:被评价者的目前危险分数大于一般人群危险分数,并且目前危险分数与目标危险分数之差值大,属于自创性危险因素型。说明个体危险因素高于一般人群的平均水平。目前危险分数与目标危险分数相差较大,说明这些危险因素属自创性,是可以通过干预而改变或消除的。通过采取降低危险因素的干预措施,有可能减低发病或死亡的危险性。

(3) 难以改变的危险因素型:被评价者的目前危险分数大于一般人群危险分数,且目前危险分数与目标危险分数之差较小,属于难以改变的危险因素型。这种类型说明个体的危险因素主要来自生物遗传因素与既往及目前的疾病史。这些因素通常不易于改变,因此,降低这类危险因素的可能性较小。

(4) 一般危险型:被评价者的目前危险分数接近一般人群危险分数,因此,危险因素接近于轻微危害程度,降低危险因素的可能性有限。

四、实验内容、方法与步骤

本实验为情景模拟实验,由学生互相进行健康危险因素评估,并提交评估报告。

(1) 学生分组:每2名学生组成一组,其中,1名学生扮演医生,另1名学生扮演健康咨询者。

(2) 健康危险因素评价调查问卷设计:根据"危险分数表"(表2-24,表2-25)涉及的健康危险因素评价内容,设计一份健康危险因素评价调查问卷。

(3) 健康危险因素信息收集:扮演医生的学生根据"健康危险因素调查问卷"对扮演咨询者进行询问调查,并填写调查表,然后互换角色。

（4）将危险因素转换成危险分数：查"危险分数表"（表2-24，表2-25）得到各项危险因素所对应的危险分数。

表2-24　危险分数表 15~34 岁（男性）

疾病	危险因素	危险分数	可改变的危险分数	疾病	危险因素	危险分数	可改变的危险分数
肺癌	吸烟			食管癌	10~	1.32	0.87
	不吸烟	0.45			已戒烟	0.87	
	<10 支	0.59	0.42		家族史		
	10~	1.51	0.60		无	0.80	
	20~	3.50	1.40		有	3.75	
	30~	4.78	1.91		饮酒		
	已戒烟	0.59			不饮	0.68	
	呼吸系统疾病史				饮	1.30	0.68
	无	0.83		胃癌	吸烟状况		
	有	1.90			不吸烟	0.63	
	家族肿瘤史				吸烟	1.32	0.63
	无	0.90			饮酒状况		
	有	1.62			不饮酒	0.68	
	长期精神压抑				饮酒	1.29	0.68
	无	0.89			食用油炸食品		
	有	2.36	0.89		<3 次/周	0.93	
肝癌	乙型肝炎				≥3 次/周	1.45	0.93
	无	0.70			食用腌制食品		
	有	3.85			<3 次/周	0.98	
	吸烟（对于 HbSAg（-）适用）				≥3 次/周	1.36	0.98
	否	0.83			食用新鲜蔬菜		
	是	1.12	0.83		<3 次/周	2.23	0.98
	家族肝癌史				≥3 次/周	0.98	
	无	0.33			摄盐		
	二级亲属有	0.50			正常	0.82	
	一级亲属有	3.60			过多	1.68	0.82
	一二级均有	7.68			胃癌家族史		
	饮酒				无	0.72	
	否	0.76			有	2.21	
	是	1.22	0.76		生闷气吃饭		
食管癌	吸烟状况				无	0.99	
	不吸烟	0.53			经常	2.97	0.99
	<10 支	0.83	0.53				

疾病	危险因素	危险分数		可改变的危险分数	疾病	危险因素	危险分数		可改变的危险分数
	吸烟				冠心病	糖尿病			
	不吸烟	0.61				无	0.99		
	<10 支	1.07		0.68		有	2.97		1.48
	10~	1.28		0.68		已控制	1.48		
	20~	2.36		0.68		超重(BMI>25)			
	戒烟	0.68				无	0.98		
	饮酒情况					有	1.15		0.98
	不饮酒	0.80				吸烟			
	饮酒	1.18		0.80		否	0.78		
	高血压家族史					<10 支/天	0.85		0.78
	无	0.64				10~	1.11		0.98
	有	1.93				20~	1.24		0.98
	高胆固醇血症					戒烟	0.98		
	无	0.83				饮酒状况			
	有	1.41		0.83		不饮酒	0.68		
冠心病	血压					饮酒	1.29		0.68

血压（冠心病）

		收缩压		
		<140	140~	160~
舒张压	<90	0.88	1.75	6.63
	90~	1.87	2.18	2.07
	100~	0.97	2.36	2.41

正常血压	0.88	
高血压	4.39	0.88

超重

BMI<23	0.90	
BMI≥23	1.41	0.90
BMI≥25	2.31	0.90
BMI≥30	2.70	0.90

体育锻炼

不参加	1.34	0.70
参加	0.70	

糖尿病（脑卒中）

无	0.99	
有	3.35	2.47
已控制	2.47	

血压（脑卒中）

		收缩压		
		<140	140~	160~
舒张压	<90	0.85	0.94	5.74
	90~	1.63	3.26	4.96
	100~	3.19	3.74	7.97

无高血压	0.85	
有	5.24	0.85

体育锻炼（脑卒中）

不参加	1.61	0.45
参加	0.45	

脑卒中

表 2-25　危险分数表 15~34 岁（女性）

疾病	危险因素	危险分数	可改变的危险分数	疾病	危险因素	危险分数	可改变的危险分数
肺癌	吸烟			乳腺癌	初潮年龄		
	不吸烟	0.97			≥17	0.73	
	<10 支	1.20	0.97		14~16	1.05	
	10~	2.94	1.76		≤13	1.29	
	20~	6.08	3.65		初产年龄		
	已戒烟	1.47			<25	0.76	
	被动吸烟指数				25~29	1.32	
	（PSI＝每日吸烟支数×吸烟年数）				>30	1.58	
	总	1.13	0.72		产次		
	0	0.72			≥3	0.8	
	<200	1.39	0.72		1~2	1.26	
	200~400	1.54	0.72		未生育	1.92	
	>400	2.87	0.72		绝经年龄		
	呼吸系统疾病史				<45	0.67	
	无	0.83			45~49	1.03	
	有	1.90			≥50	1.15	
	家族肿瘤史				家族史		
	无	0.90			无	0.96	
	有	1.62			有	3.82	
	长期精神压抑				乳腺病史		
	无	0.89			无	0.85	
	有	2.36	0.89		有	3.95	
肝癌	乙型肝炎				超重（BMI≥25）		
	无	0.67			是	1.40	0.93
	有	4.11			否	0.93	
	吸烟（对于 HbSAg（-）适用）			冠心病	吸烟		
	否	0.83			不吸烟	0.98	
	是	1.12	0.83		<10 支	1.73	1.10
	家族肝癌史				10~	2.07	1.10
	无	0.33			20~	3.79	1.10
	二级亲属有	0.50			戒烟	1.10	
	一级亲属有	3.60			饮酒情况		
	一二级均有	7.68			不饮酒	0.93	
	饮酒				饮酒	1.37	0.93
	否	0.92					
	是	1.47	0.92				

续表

冠心病

危险因素		危险分数			可改变的危险分数
高血压家族史					
无		0.64			
有		1.93			
高胆固醇血症					
无		0.83			
有		1.41			0.83
高血压					
		收缩压			
		<140	140~	160~	
舒张压	<90	0.95	1.89	7.14	
	90~	2.01	2.35	2.23	
	100~	1.05	2.55	2.60	
无高血压		0.95			
有		4.72			0.95
不清楚		1.00			
超重					
BMI<23		0.94			
BMI≥23		1.48			0.94
BMI≥25		2.42			0.94
BMI≥30		2.82			0.94
体育锻炼					
不参加		1.26			0.66
参加		0.66			
糖尿病					
无		0.99			
有		2.97			1.48
已控制		1.48			

脑卒中

危险因素		危险分数			可改变的危险分数
超重(BMI>25)					
无		0.99			
有		1.16			0.99
吸烟					
否		0.99			
<10		1.09			0.99
10~		1.42			1.24
20~		1.59			1.24
戒烟		1.24			
饮酒状况					
不饮酒		0.88			
饮酒		1.67			0.88
糖尿病					
无		0.99			
有		3.35			2.47
已控制		2.47			
血压		收缩压			
		<140	140~	160~	
舒张压	<90	0.93	1.02	6.28	
	90~	1.79	3.56	5.43	
	100~	3.49	4.09	8.72	
无高血压		0.93			
有		5.75			0.93
不清楚		1.00			

（5）将调查的有关危险因素、调查结果及各危险因素相应的危险分数值填入"健康危险因素评价表"（表 2-26）。

（6）计算目前组合危险分数

$$P = \sum (P_i - 1) + \prod Q_i$$

式中：P 为目前危险分数；P_i 为>1 的各项危险分数；Q_i 为≤1 的各项危险分数；$\sum$ 为求和的符号；$\prod$ 为求积的符号。

将每一个大于 1 的危险分数减 1，然后将各危险分数减 1 后的余数相加，作为相加项，小于或等于 1 的各危险分数值相乘，作为相乘项，相加项和相乘项之和即为目前组合危险分数。

表 2-26　危险度评估表

姓名:　　　　　　　性别:　　　　　　　年龄:　　　　　　　年　　月　　日

疾病名称	目前危险指标	测量结果	危险分数		目前组合危险分数	可以改变的危险指标	新危险分数		目标组合危险分数	评价结果
			>1	≤1			<1	≥1		

注:评价结果指健康型、自创性危险因素型、难以改变的危险因素型、一般危险型四种健康危险因素评估类型。

例:某男,30 岁,每天吸烟 20 支,血压 140/100mmHg,静坐工作,不参加锻炼,无糖尿病,无高血压家族史。其患冠心病的危险分数分别为:2.36、2.36、1.34、0.99、0.64,组合危险分数为:

$$P=(2.36\text{-}1)+(2.36\text{-}1)+(1.34\text{-}1)+0.99\times0.64=3.69$$

(7) 计算目标组合危险分数:即可改变的危险因素改变或消除后,原来的各危险因素的危险分数值发生变化形成了新的危险分数,计算各新危险分数的组合危险分数即为目标组合危险分数。计算方法与上述目前组合危险分数计算方法一致。

(8) 计算危险度降低程度:即通过改变不健康的行为生活方式等可改变的危险因素后,发生某病的危险性所能降低的程度。

$$发生某病的危险度降低程度=\frac{目前组合危险分数-目标组合危险分数}{目前组合危险分数}\times100\%$$

(9) 健康危险度评价:通过比较咨询者发生某病的目前危险分数、一般人群危险分数和目标危险分数,评价咨询者目前发生某病的危险性,并对其所属的危险因素类型、存在的主要危险因素做出判断;通过分析危险度降低程度,评价其改变某些危险因素后可以获得的健康效益。

(10) 撰写实验报告:实验报告基本内容包括:①咨询者一般情况,如性别、年龄、职业等;②目前发生某病的危险性(目前危险分数);③改变行为生活方式等可改变的不健康的危险因素后,发生某病的危险性将下降情况(目标危险分数和发生某病危险度降低程度);④健康危险度评价与分析:通过比较咨询者发生某病的目前危险分数、一般人群危险分数和目标危险分数,评价咨询者目前发生某病的危险性,分析其所属的危险因素类型、存在的主要危险因素,通过分析危险度降低程度,评价其改变某些危险因素后可以获得的健康效益;⑤结论;⑥健康干预计划。

(宋沈超)

实验二十一　注意广度与短时记忆测定实验

一、实验目的

通过本实验使学生对心理学基础知识中的注意、记忆等基本心理现象的测定方法有一定的了解,加深对理论知识的理解程度。

1. 注意广度　掌握测定视觉注意广度的方法,了解影响注意广度的条件;测量个体的视觉注意广度。

2. 图形再认　通过实验探索图形再认的特征。

二、实验学时

2 学时。

三、实验方法

本实验是通过对心理学基础知识的学习,在学生掌握注意、记忆基本知识的基础上进行。带教老师首先教学生认识、了解心理学实验台,然后让学生按要求进行实验室心理学仪器的动手操作、观看,之后对实验结果进行记录,课后,利用网络教学平台,继续与学生讨论,答疑,并指导学生完成实验报告。

注意广度的实验材料为:EP2004 型心理实验台及 EPT801 速示仪,点子卡片 2 组,规则和不规则排列各 13 张,注视卡 1 张,练习卡 2 张。

图形再认的实验材料为:EP2004 型心理实验台及 EPT801 速示仪,具体图形卡片 20张,抽象图形卡片 20 张。

四、实验要求

1. 实验背景知识与技能要求　复习和掌握《医学心理学》教材上注意、记忆等基本心理现象的相关理论知识,预习本实验内容。

2. 实验报告要求　在课堂讨论的基础上,学生按时提交实验报告。

五、实验背景知识

注意是指个体的心理活动对一定对象的指向和集中,指向性与集中性是注意的两个基本特性。而注意广度通常指视觉注意的范围,即在同一时间内所觉察或知觉到的对象数量,是注意的一个特征属性。通常在十分之一秒时间内,正常成人能注意到 4~6 个毫无关联的对象。影响注意广度的因素很多,如:材料呈现的时间、材料的性质、材料的组织方式、活动的目的以及个人的知识经验等。

记忆(memory)是在头脑中积累和保存个体经验的心理过程。人们感知过的事情,思考过的问题,体验过的情感或从事过的活动,都会在人们头脑中留下不同程度的印象,其中有一部分作为经验能保留相当长的时间,在一定条件下还能恢复,这就是记忆。记忆可以分为识记、保持、再认与再现几个过程。再认是过去经验过的事物再度出现时仍能认识;而再现又称回忆,是人们过去经验过的事物在头脑中重现的过程(回想起来)。比起再现,再认的难度相对较低。每个人的记忆能力和水平各不相同,而所掌握的知识经验是否成体系,是否经常应用也影响人对过去事物回忆的速度和准确性。

六、实验内容、操作与问题讨论

(一) 注意广度

(1) 带教老师先将 2 套卡片(先排规则的,再排不规则的)分别按随机原则排列好,并在记录纸上标出卡号及点子数目。开机设定好实验台。将练习卡片插入 A 视场,注视卡片插入 B 视场。告知学生:按"确定"键以后,视窗会逐张呈现规则点子图,请注意看,根据内容尽快报告有几个黑点子。

(2) 实验台主机绿色指示灯亮后,按附机上的"确定"键试做几次。

(3) 试做完毕后,带教老师重新设定实验台,进入正式实验:被试看见绿色指示灯亮后,眼睛靠近观察窗口,看注视卡片,并按"确定"键,绿色指示灯亮后,测试开始,被试根据看到的卡片内容报告有几个黑点子(由另一名带教老师记录被试口头报告的点子数目),直至做满 13 次,实验台鸣响,黄色指示灯亮,测试结束。

(4) 带教老师按"再做一次",换无规则卡片按上述相同方法再做测试并记录点子数。

(5) 统计被试正确判断的百分数。

(6) 以刺激数目为横坐标,正确判断的百分数为纵坐标画曲线。用直线内插法求出实验次数被正确判断的刺激数——被试对该刺激的注意广度(阈值)。

(7) 换其他被试,重复上述操作。

【问题 1】 规则排列和不规则排列卡片的注意广度是否存在差别,并分析原因。

【问题 2】 影响注意广度的因素。

(二) 图形再认

(1) 带教老师随机排列具体卡片中的"旧"卡片。开机设定好实验台(A 视场 2″,间隔时间 10″,测试 10 次)。

(2) 带教老师将"旧"卡片插入 A 视场,按"确定"键,绿色指示灯亮后,提示实验开始,带教老师按既定的时间间隔换插卡片。

(3) 被试在绿色指示灯亮后,眼睛靠近观察窗口,手指按"确定"键,实验开始。被试认真看、努力记,但不做任何反应,直至实验台鸣响,实验暂停。

(4) 带教老师将被试看过的 10 张"旧"卡片与没有看过的卡片混合,并按编号排列好,重新设置机器,次数改为 20 次,按"确定"键,实验继续,带教老师按顺序换卡片呈现给被试(50% 被试未见过)。

(5) 被试在绿色指示灯亮后,按"确定"键,测试开始。根据呈现图形反应,并记录,见过的记"+",未见过的记"-",直到实验台鸣响,实验结束。带教老师根据卡片报标准答案,由被试对照正确、错误。

(6) 带教老师选"再做一次",用上述方法测试抽象卡片。

(7) 换其他被试,重复上述操作。

（8）计算每个被试再认正确率。

再认正确率=（认对的项目数−认错的项目数）/（旧项目数+新项目数）×100%

【问题3】 影响图形再认的因素有哪些？

（黄列玉　邓　冰）

实验二十二　临床典型心理案例分析

一、实验目的

通过本实验使学生了解心理诊断基础知识,加深对心理咨询和心理治疗理论知识的理解。学会运用所学的心理学知识解决生活中常见的实际心理问题。

二、实验学时

2学时。

三、实验方法

本实验是在学生学习掌握心理治疗与咨询相关知识的基础上进行的。带教老师用现场介绍的方式向学生展示案例,之后请同学进行分组分析讨论,教师集中点评后让学生提交案例分析报告。

四、实验要求

1. 实验背景知识与技能要求　复习和掌握《医学心理学》教材中心理咨询、心理治疗理论知识以及病人心理、心理健康与发展的相关知识。

2. 实验报告要求　在课堂讨论的基础上请学生提交案例分析报告。

五、实验背景知识

临床上,患者由于受病痛折磨、对疾病后果的担心、经济困难等原因,常会有一系列复杂的心理活动,病人家属也同样会产生一系列复杂的心理变化,如无助感、紧张不安、犹豫怀疑、焦虑、惊恐、甚至绝望等。

在经历外科手术治疗时,多数病人术前有较严重的顾虑,尤其是病情稳定的择期手术病人。一般手术病人在入院前、入院时、术前及术后都可能有高水平焦虑。等待手术的病人,情绪一般很不稳定,对手术顾虑重重,情绪低落、焦虑、恐惧,担心医生手术水平不高、害怕手术疼痛、风险、术后并发症、手术意外,给亲人增加负担等。常有坐卧不安、食欲减退、夜不能寐,充满不安全感,寻求医术高超的医生为自己做手术等表现。

医护人员对病人及其家属的这些心理活动的充分理解,并做到与病人及其家属的充分交流和沟通,做到对病人真切的关怀、鼓励和尊重,是解除患者不良心理活动、增强信心、自觉配合治疗的关键。这不仅对患者的治疗和康复有重要意义,同时,对减少医患纠纷和冲突也具有十分重要的意义。因此,临床医学专业的学生应了解心理诊断基础知识,学习一些心理咨询、心理治疗的理论知识和基本技能。

青少年正处在精力旺盛、充满活力的时期。随着生理的发展,青春期男孩子开始出现遗精,女孩子开始月经来潮等。这种生理上的急剧变化会带来心理上一系列复杂的内心情感体验,同时使其产生追求异性的需要。这时候,在处于青春期的青少年男女面前,就会出现许多他们从来没有接触过的围绕着性的新现象和新问题,需要他们正确对待和处理。身心发育的不平衡性,会带来青少年情绪上的波动、矛盾:他们的情绪变化强烈而带有冲动,难于保持稳定、深刻和持久性;不善于用理智来控制自己的情感和情绪,情绪生活特别容易受到干扰和破坏……这时,一旦受到社会上的不良影响就会使矛盾激化,甚至误入歧途。即使是一般的问题处理不好,可能也会对他们的心理和身体两方面造成损害。

六、实验案例与讨论

【案例一】　对治疗缺乏信心引发的心理问题

患者,女,52岁,冠心病病史,长期服药。一周前因突然发病被送至医院,诊断为冠心病,病情加重需要住院做心脏搭桥手术。入院后,患者做了各项检查,并开始和同屋的病友熟悉。从同屋病友那里患者得知:心脏搭桥手术虽然成功率比较高,但还是存在一定的手术风险,不久前有一名先天性心脏病的病友就死在了手术台上,有一个病友手术前还写下了遗嘱。听了这些,本来担心手术效果的患者就更加担心了,一会儿害怕医生打错麻药,一会儿又担心主刀医生技术不好,或是手术那天状态不好。虽然家人告诉她已经和一位技术精湛的医生联系好了,由那位医生亲自主刀,但她还是特别担心。近日她常常胡思乱想,有时还害怕会不会在手术后遗留下后遗症,因为听说这种手术创伤比较大,搞不好的话会遗留下永久性脑损伤、严重记忆力减退什么的。她告诉儿子不打算做手术了,但儿子媳妇都说她现在这样的情况必须手术,而心脏搭桥手术才是最好的选择,让她不要过于担心。

手术前一天晚上,患者特别紧张,虽然家人遵循医嘱给患者服用了安定,可患者还是特别担心,在床上辗转反侧,不能入眠。好不容易挨到天亮,患者感觉心悸、头昏、出虚汗、无力,经检查收缩压升高到200 mmHg以上。无奈,医院只好请来了心理科的医生会诊。

【问题1】　请分析患者的心理症状。

【问题2】　你认为该如何处理患者的问题?

【案例二】　临床"绝症"患者心理危机

患者,男,45岁,某高校行政管理人员,本科学历,家庭和睦幸福,儿子正读初三。何某工作认真,要强,性格内向,少言寡语,朋友不多。近来由于咳嗽、感觉右胸上部有刺痛而到医院检查。X线片提示肺部阴影,经进一步检查确诊为肺癌。得知病情后,患者极度痛苦,情绪低落,沉默寡言、焦虑、失眠,并拒绝任何治疗。其妻子得知病情后也非常着急,不知道怎么办才好。

【问题1】　患者在得知病情后出现了哪些心理问题?

【问题2】　如果要给患者提供心理咨询服务,你认为进一步需要通过谈话沟通了解其哪些方面的信息?

【问题3】　需要进一步做哪些心理测验?为什么?

焦虑自评量表(SAS)测验结果显示:总粗分:56,标准分70分。超过SAS评定分界值50分。

抑郁自评量表(SDS)测验结果显示:总粗分50,标准分62.5分,超过SDS抑郁评定分界值53分。

【问题4】　请对患者的心理测验结果进行分析与评价。

【问题5】　根据上述各项信息,请对患者的心理问题做出评估和诊断,并应用心理学原理进行解释。

【案例三】 大学生失恋导致自卑案例

患者,男,20岁,某大学二年级学生,身高164cm,较瘦弱,身体健康。因2个月前女友提出分手,而感觉心情抑郁,认为自己一无是处,故前来咨询。

主诉:我和女友是高中同学,我们是一个班的,她个子比我略高,长得还算不错,成绩也比较好。当时我们寝室几个兄弟都觉得她不错,我也很喜欢她,我俩上课坐前后桌,往来比较多,渐渐地我觉察到她对我也有好感,所以在我的几番努力下,她顺理成章成了我的女朋友(说到这里患者脸上浮起了一丝自豪的笑容)。

我妈妈对我很好,但平时在乡下做农活,我们很少在一起。从小到大,我都是由在县城上班的父亲一手管教的。我父亲对我很苛严,经常动不动就骂我打我,说我怎么这么不争气,虽然我知道他也是为了我好,但我还是无法接受他教育我的方式,我和他关系有时会闹得很僵。有了女朋友以后,我终于找到了一丝亲人的温暖感,碰到不顺心的事情,也愿意向她倾诉,而她也比较能理解我、欣赏我。由于她学习比我好,我高考前感到很有压力,所以用劲拼搏,最后总算考取了本省二本一个很好的专业。这一点也让父母颇为欣慰,我爸爸尤其觉得很有面子。而我的女友,由于学习成绩好,考取了省外的一所重点大学。

上大学后,虽然远隔千里,我们还是常常利用短信和上网聊天的方式沟通。我也一直期待我们的爱情能天长地久,开花结果。但是我家里亲戚跟我说,我女朋友比我优秀,我们两个又相隔太远,无法把握彼此,让我做好分手的思想准备。他们的话让我难以接受,因为我相信我女友是懂我的,她不会那么狠心。但事实证明大人们是对的,从大一下学期开始,她就开始慢慢地疏远我了,我给她发短信,她总是迟迟不回,让她上网陪我聊天,她总说没时间。即使在一起,我也感觉我们的共同话题,越来越少,不再像以前那样开心。暑假我去她家看她,她显得有些不高兴,让我以后一定要提前打个招呼再决定能不能去。我问她是不是变心了,她说还是喜欢我的,但我总隐隐感觉不安。大二回校后,我们的联系就更少,后来她和我说她心情不好,想自己静一静,让我最近不要再联系她。我急了就买车票跑去北方找她,结果在她们学校看见一个高大帅气的男孩子正巧在送玫瑰花给她,而她默然接受了。那一刻我知道我和她之间结束了。后来她也承认了,她的确喜欢那个男孩子,但是又很矛盾,怕伤害到我。于是我主动退出,成全了他们。

现在我们分手已经有近2个月了,这一段时间我一直很难过,上课老是走神,晚上躺在床上也总是睡不好。我真的很喜欢她,本以为她是世界上最了解我、最心疼我的人,却不想她那么容易就喜欢了别人。但这也不完全怪他,谁让我学习没有别人好,没本事考上重点大学,守在她身边呢?也怪我个子太矮、魅力不够,没办法和那个高大帅气的男孩竞争,落得被别人抢走女朋友的下场。我爸爸生气的时候总说我丢他的脸,说我差得很,原来他真的没有说错。回想起来,觉得自己真的挺失败的,相貌平平、脾气倔强、成绩一般、没有特长、家境又不好,读完大学也不知能不能找到一份好工作,你说谁会看上我这样的人呢,估计也没法给人家幸福吧(说着患者开始低头叹气,眼睛也红起来了)!我现在感觉自己很迷惘,找不到信心,看不到方向,觉着活着挺没劲的,但是我又不甘心这样下去。我希望您能帮助到我!

【问题1】 请分析患者目前的心理状态及产生的原因。

【问题2】 如果你是心理咨询师,请问你会用什么方法来帮助患者,并具体说明。

(黄列玉 邓 冰)

第三章 综合设计型实验

第一节 医学研究方法

实验二十三 临床常规资料的应用实例分析

一、实验目的

通过本实验使学生能了解临床实践中可利用的资料种类,学会对临床常规资料的应用方法,熟悉常规资料应用中的注意事项。

二、实验学时

2 学时。

三、实验方法

教师先介绍临床实践中可利用的资料种类及其在临床科研中的意义;然后,根据实验中的应用实例,引导学生进行讨论,并指导学生运算实例中的相关指标;最后教师对讨论进行总结,课后学生独立完成实验报告。

四、实验要求

1. 实验背景知识与技能要求 通过课前查阅相关资料熟悉描述性研究中病例报告、病例分析的内容,复习临床试验研究的原则、方法和步骤。

2. 实验报告要求 在课堂讨论的基础上,课后学生完成实验报告。报告按"实验六 实验报告的撰写格式与要求"的格式撰写。

五、实验背景知识

临床常规资料是临床实践中长期累积的资料,这些资料数量庞大,内容丰富,时间跨度长,是总结临床经验、教训、进行临床科学研究的宝贵资料。这些资料包括门诊病历、住院病历、病理或其他医学检验检查记录等,还包括医院常规的疾病报告卡、死亡报告卡、出生登记卡等,以及医院常规工作的统计报表。这些资料如果应用得当,会在医学研究中发挥重要的作用。著名的"反应停"事件的发现和研究,临床病历资料发挥了重要作用。

与其他研究资料相比,临床常规资料具有以下优点:

(1) 收集方便,信息量大。可在较短时间内获得,节省人力,效率高。

(2) 资料累积时间长,可在一定程度上反映疾病的时间动态变化特点和医疗水平发展的时间变化。

(3) 对于罕见疾病的病例收集具有其他研究方法不可比拟的优势。

当然,临床常规资料也有其局限性或缺点,在实际利用时应加以注意:

(1) 由于临床常规资料是为了满足临床需要而不是为了满足科研需要所记录的,因此,利用这些常规资料进行科研其可靠性与完整性较专题调查资料差。

(2) 时间偏倚不可避免。由于临床常规资料累积时间较长,随着临床诊疗水平的不断提高,会出现对疾病认识的变化,诊断标准的变化,治疗方法的改变等,这些因素都会在一定程度上影响资料的质量。

（3）不能代表全人口的资料信息。

（4）存在选择性偏倚。

六、临床常规资料的应用实例与分析

【案例一】 小儿手足口病 271 例临床分析

为了总结小儿手足口病的临床表现特征及治疗和转归,某作者对其工作的医院中收治的 271 例手足口病患儿的临床及流行病学资料进行了分析。发现:

271 例患儿中,男性占 51.3%,女性占 48.7%;患儿年龄为 8 个月至 12 岁,平均 2.2 岁;病程 1~5 天,平均 2.7 天。74.5% 的患儿有与相同患者的密切接触史,11.4% 的患儿有一般接触,10.7% 的患儿有在公共场所的暴露史,3.3% 的患儿接触史不详。

临床表现上,76.8% 的患儿有发热,多为低、中度发热(37.3~38.9℃),出现高热者仅占 20.7%;84.9% 的患儿出现咽部不适、疼痛,18.1% 出现咳嗽、流涕,69% 出现食欲减退,52.8% 出现乏力、29.2% 出现睡眠不安、哭闹,无明显症状者仅占 4.1%。

皮疹是本病的突出表现,全部病例均出现皮疹。口腔皮疹出现在口腔黏膜,为疼痛性小水疱,很快破溃形成溃疡,周围绕以红晕。手足皮疹多在掌侧,为米粒至豌豆大小的水泡,圆形或者椭圆形,壁厚呈珠白色,内有少量疱液,无痛痒,多在 5 天内消退,不留疤痕。患儿中口腔皮疹发生率为 90%,手、足皮疹 98.5%,臀部皮疹 53.9%。35.4% 的患儿合并有心肌损害,11.8% 并发病毒性脑炎,0.7% 的患儿病情危重,昏迷、出现呼吸衰竭。白细胞计数正常或偏低占 64.2%,增高占 35.8%。

轻症病例经门诊治疗一般 5~10d 痊愈。高热等重症病例、并发病毒性脑炎等有并发症的病例,经住院治疗 7~14 天痊愈出院,危重病例经住院抢救,均于 3 周左右痊愈出院,未留有明显后遗症。

手足口病是由柯萨奇病毒 A16 或肠道病毒 71 等引起的急性传染病。病毒存在于患儿的疱疹液、咽部、粪便中,通过唾液、飞沫、粪便、疱疹液,经呼吸道和消化道均可感染健康的儿童。一般 3 岁以下最易感染,其次是 3~6 岁的儿童,成人也可感染。

手足口病确诊依据是分离出病毒、病毒核酸检测阳性或病毒 IgM、IgG 阳性具有临床意义。典型病例诊断多无困难,但应与其他出疹性疾病相鉴别。本组 271 例病例中,误诊 11 例,误诊率 4.1%,其中,误诊为疱疹性口腔炎、口腔溃疡 5 例,荨麻疹 4 例,水痘 2 例。误诊原因主要与发病早期临床医师对本病认识不足有关,加强对本病的认识,了解当地疫情,仔细检查手、足口等部位皮疹的特点,可减少本病的误诊。

本病经正确治疗后多可痊愈,重者可出现脑炎、脑脊髓炎、心肌损害及神经源性肺水肿等严重并发症而造成死亡。

【问题 1】 这篇文献属于哪一种研究方法?这类研究方法有什么用途?

【问题 2】 作者写这篇文献的目的是什么?通过文献阅读,你了解了手足病的哪些信息?

【案例二】 成人手足口病并发急性睾丸炎 1 例报道

患者,男,28 岁,因手、足、口腔水泡 2 天,伴左侧睾丸肿痛 1 天来某院就诊。查体一般情况好,体温正常,双手掌面及足底、口腔上腭、舌缘可见 7~8 个粟米样大小的斑丘疹或水泡样皮疹,呈圆形或椭圆形扁平突起,内有浑浊液体,周围有红晕,新发皮疹颜色鲜红,陈旧皮

疹颜色略显暗淡,无破溃,躯干部未见皮疹。左侧睾丸色红、肿胀,睾丸及附睾触痛,精索静脉粗大、硬韧,右侧睾丸正常。查血常规:WBC 7.40×10^9,N 0.636,L 0.265,M 0.093;尿常规、粪常规无异常。

经病史询问得知,患者 2007 年 5 月中旬,因探亲旅途劳累,自感乏力不适。探亲途径济南转乘交通车,当时济南有手足口病疫情流行。2007 年 6 月 9 日发现左手掌有 2~3 枚鲜红色小水泡,未做特殊处理,后皮疹颜色逐渐变淡,数量逐渐增加,随后右手掌、双足底及口腔也出现上述皮疹,伴左侧睾丸肿胀、疼痛,遂来院就诊,发病以来无发热。患者平素体健,否认急慢性传染病史,无外伤手术史、药物及食物过敏史,全程预防接种。

根据患者临床表现及流行病学史,门诊以手足口病并发急性睾丸炎(左)于 2007 年 6 月 11 日收治住院。于 2007 年 6 月 25 日痊愈出院。

手足口病是一种儿童发疹性传染病,成人也可感染。多发生于夏秋季,只要注意休息、对症治疗及护理,一般都能很快恢复健康,病程为 4~7 天,最长 10 天,很少出现并发症。但近年来手足口病也有很多并发心肌炎、脑膜炎的报道。既往有报道艾滋病病毒、腮腺炎病毒、乙型肝炎病毒、水痘病毒、SARS 病毒等均可造成患者睾丸炎病理改变。而手足口病并发急性睾丸炎尚未见报道。

【问题1】 本案例的研究报道与案例一一样吗?属于什么研究方法?有什么用途?

【问题2】 案例一和案例二都是同一种疾病的临床报道,两种研究方法和目的有什么不同?

【案例三】 吲达帕胺治疗老年高血压 186 例疗效观察

为研究吲达帕胺(寿比山,Indapamide)治疗高血压的效果,某研究者对其所在医院所收治的 186 例高血压患者给予吲达帕胺降压治疗,观察其效果。观察对象均为 3 年来收治的原发性高血压患者,血压均高于 140/90mmHg(1mmHg = 0.133kPa),病程 10~30 年。本组患者 186 例,其中,男性 154 例,女性 32 例,年龄 58~85 岁;合并冠心病 82 例,糖尿病 66 例,慢性肾功不全 8 例,脂肪肝 45 例。

其研究方法为用药前所有患者停用其他降压药物,改用吲达帕胺 2.5mg 或 5mg,每日 1 次,口服,连续 6~8 周。用药前后测量血压,记录心率,查血清钾、钠、氯、钙及血糖、血清总胆固醇(TC)、甘油三脂(TG)、血肌酐、谷丙转氨酶。

【问题1】 在利用临床资料进行研究时可能发生哪些偏倚?在收集资料时应注意什么问题?

作者根据资料内容,对吲达帕胺降压效果进行分析,结果见表 3-1。

观察表明,吲达帕胺 2.5~5mg,每日 1 次,对轻或中度的高血压患者的收缩压(SBP)、舒张压(DBP)均有不同程度降压,其中有 102 例(54.8%)血压降至正常水平。

表 3-1 本组高血压降压疗效

	例数	收缩压(mmHg)		舒张压(mmHg)	
		治疗前	治疗后	治疗前	治疗后
高血压 1 级	102	142~158	120~139	94~101	75~90
高血压 2、3 级	84	158~203	139~150	101~120	90~94

注:全组治疗前、后比较 $P<0.05$,有统计学意义

【问题2】 从上述结果能不能得出"吲达帕胺疗效高的结论"?为什么?

除了观察该药的降压效果,作者还对可能发生的影响及副作用进行了分析,包括对血清电解质、血脂、血糖、血肌酐、谷丙转氨酶及心率的影响和出现的不良反应。其中对血清

电解质、血脂、血糖、血肌酐、谷丙转氨酶的影响见表 3-2 和表 3-3。

表 3-2 治疗前、后对血清电解质的影响（mmol/L）

	治疗前	治疗后	P 值
血清钾	4.2±0.5	4.0±0.5	>0.05
血清钠	139.0±3.0	137.8±3.0	>0.05
血清氯	139.0±7.0	102.0±5.6	>0.05
血清钙	2.4±0.2	2.53±0.2	>0.05

表 3-3 治疗前、后对血脂的影响（$\bar{x}±s$ mmol/L）

	治疗前	治疗后	P 值
总胆固醇	6.68.2±0.84	6.48±0.7	>0.05
甘油三脂	1.88±0.31	1.82±0.36	>0.05
血糖	6.78±1.02	6.92±1.20	>0.05
血肌酐	134.20±25.61	136.18±18.12	>0.05
谷丙转氨酶	36.20±4.2	35.20±4.1	>0.05

【问题3】 对表 3-2、表 3-3 进行统计分析时，应选用何种统计方法？

在另一项高血压疗效的研究中，研究者选取 2010 年 1 至 10 月于某医院进行治疗的 180 例原发性高血压患者作为研究对象，并将其随机分为 A 组（依那普利联合美托洛尔组）60 例、B 组（美托洛尔组）60 例和 C 组（依那普利组）60 例。3 组病例在各项基本资料方面无显著性差异（P 均>0.05），具有可比性。三组病例分别采用 1）依那普利 5mg，美托洛尔 12.5mg，2 次/d，口服；2）美托洛尔 100mg，1 次/d，口服；3）依那普利 12.5~50.0mg，2 次/d，口服。均治疗 8 个周为 1 个疗程。后将 3 组不同分期患者治疗后的收缩压、舒张压及不良反应发生率进行统计及比较。

【问题4】 请问同为高血压疗效研究，两种方法有什么不同？

【问题5】 利用临床常规资料应注意什么问题？

（汪俊华）

实验二十四 某地老年人 Alzheimer 病现况调查方法实例分析

一、实验目的

（1）通过对某地老年人 Alzheimer 病现况调查方法的实例分析，使学生掌握现况研究的概念、特点和种类。

（2）熟悉现况研究的设计原理、用途和常用的抽样方法及其优缺点。

二、实验学时

2 学时。

三、实验方法

课堂分组讨论,撰写调查方案。

四、实验要求

(1)实习课前复习现况研究的内容,学习现况研究设计的基本方法、原理及优缺点;学习现况研究中常用的抽样方法。

(2)由实习教师介绍本次实习案例的相关内容,课堂中完成实验报告。报告按"实验六 实验报告的撰写格式与要求"的格式撰写。课后完成现况调查的设计。

五、实验背景知识

现况调查(prevalence survey)又称现患调查或横断面调查(cross-sectional survey),属流行病学描述性研究。现况调查主要是查明当前某地区某种疾病的流行情况、分布特点,分析患病频率的影响因素,探索病因线索。利用现况调查结果,还可评价疾病的防治效果。同时,利用普查、筛检等手段,可以早期发现病人,利于早期治疗。

由于是在同一时点收集的暴露和疾病的相关信息,因此,很多情况下难以判断暴露与疾病之间孰前孰后、孰因孰果,在病因判定时应注意。如,低社会阶层的人比高社会阶层的人精神紊乱患病率高。其原因是低社会阶层的人易发生精神疾患,还是患精神疾患的人易于落入低社会阶层呢,这在现况研究中还难以确定。同时,横断面研究的病人是"现存"病人,而不是新发病例,因此获得的资料不仅反映了病因学的因素,同时还有决定存活的因素。很快痊愈或死亡的病例包括在病例组的机会较少,故现况调查中观察到的联系不能代表实际的联系。医学生应掌握现况调查的方法,工作中能正确使用现况调查。

老年期痴呆是一种世界性疾病,在发达国家已成为继心、脑血管疾病和肿瘤之后的老年人的第四位死亡原因。主要包括阿尔兹海默病(Alzheimer's disease, AD)和血管性痴呆(vascular dementia, VD)两种类型。据推算,目前中国大约有500万痴呆患者,其中310万是阿尔兹海默病,我国可能是世界上痴呆患者绝对数最多的国家,阿尔兹海默病将成为未来影响老年人身体健康和生活质量的重要疾病。

阿尔茨海默病是一种病因未明的、进行性发展的原发性退行性脑变性疾病,当人们被诊断出患有该病时,通常还能活5~10年,然而新的研究显示这种病的存活率正在不断下降,目前,患上该病之后大约还能存活3.3年。该病在任何年龄都能出现,但多起病于60~70岁之间,潜隐起病,病程缓慢且不可逆。临床上以智能损害为主,表现为认知和记忆功能不断恶化,日常生活能力进行性减退,并有各种神经精神症状和行为障碍。病理改变主要为皮质弥漫性萎缩,沟回增宽,脑室扩大,神经元大量减少,并可见老年斑(SP),神经原纤维结(NFT)等病变,胆碱乙酰化酶及乙酰胆碱含量显著减少。

目前,AD病因和发病机制仍不明确,给该病的防治工作带来极大的困难,因此,还需进行更多的研究,其中流行病学研究十分重要,特别是在现况调查方面,需要更多和更广的研究。探讨疾病的病因机制,制定相应预防对策和措施是流行病学研究的重要目标。

六、实验案例与讨论

【案例】 近年来,有关阿尔兹海默病的病因学及发病因素的研究取得了一定的进展,目前被公认为AD较为确定的危险因素包括年龄、家族史、ApoEε4基因和Down综合征。除此之外,还包括女性、教育程度、血管性危险因素、吸烟、社会经济地位等。某市2006年已进入老年型社会,全市 65 岁以上老年人口有 30 万人,占总人口比例达到 7.03%,并逐年增加。为了研究该市 AD 的患病情况,拟进行一次流行病学研究。

【问题 1】 本次调查属于描述性的还是分析性的研究?本次调查的目的是什么?

【问题 2】 该研究方法有何特点?

本次调查从该市两城区的 30 个办事处中随机抽取 5 个办事处作为调查点,对其中 20 个居民社区中凡是该市居民年龄在 60 岁及以上并符合条件者作为本次调查对象。

【问题 3】 现况调查的方法有哪几种?各有何优缺点?

【问题 4】 本次采用的抽样方法是哪种?如何保证样本具有足够的代表性?

【问题 5】 据文献资料,老年性痴呆的患病率为 7.5%,当容许误差为 $d=0.1P$ 时,则约需要调查多大的样本?

调查分两个阶段进行,第一阶段由受过统一培训的调查员对老年人进行问卷调查和用简易智力状态检查量表进行认知功能检查。对第一阶段认知功能筛查阳性者由神经、精神科医生进行诊断性量表的检查,即第二阶段临床诊断工作。

【问题 6】 本次问卷调查的内容包括哪些?如何选择调查项目?

【问题 7】 本次调查资料的收集方法有哪些?

【问题 8】 在调查实施过程中可能存在哪些偏倚?如何控制?

本次调查的 3229 名 60 岁以上老年人中,男性 1227 人,占 38.0%;女性 2002 人,占 62.0%。平均年龄 70.15±7.20 岁。文盲 850 人,占 26.3%;小学 787 人,占 24.4%,初中 624 人,占 19.3%;高中或中专 569 人,占 17.6%;大专及以上 399 人,占 12.4%。在确诊的 64 例痴呆患者中,AD 患者 41 例,占 64.06%。

对受教育程度和痴呆患病关系进行分析,结果如表 3-4 所示。

表 3-4 不同教育程度痴呆和 AD 的患病率

教育程度	调查人数	AD	
		例数	患病率(%)
文盲	850	30	
小学	787	4	
初中	624	3	
高中或中专	569	2	
大专及以上	399	2	
合计	3229	41	
χ^2		$\chi^2=47.07$ $P<0.01$	
趋势 χ^2		$\chi^2=24.64$ $P<0.01$	

【问题 9】 该地区 AD 的患病率是多少?

【问题 10】 完成上表的计算,并加以解释。

【问题 11】 对受教育程度和 AD 的关系进行关联分析,根据该数据得出受教育程度和 AD 之间的关联有统计学意义,能否据此得出受教育程度和 AD 之间存在因果关系?为什么?

(杨敬源)

实验二十五 临床诊断试验评价方法实例分析

一、实验目的

(1) 掌握诊断试验的评价方法和相关指标的计算方法、意义及指标间的关系。

(2) 熟悉提高诊断试验效率的方法。

二、实验学时

2 学时。

三、实验方法

教师首先组织学生认真阅读本实验中案例内容,根据案例材料后面的问题,引导学生思考和讨论。并进行相关指标计算。最后教师进行总结,学生完成实验报告。

四、实验要求

1. 实验背景知识与技能要求 要求学生复习诊断试验评价指标、截断值的判断,以及联合试验等相关知识。

2. 实验报告要求 在课堂讨论的基础上,课后学生完成实验报告。报告按"实验六 实验报告的撰写格式与要求"的格式撰写。

五、实验背景知识

(1) 诊断试验(diagnostic test):是指应用实验、仪器设备等手段对病人进行检查,以确定和排除疾病的试验方法。由于受多种因素的影响,诊断试验的结果并不一定就是真实的和可靠的,有出现假阳性或假阴性的可能,即使出现的是真阳性的结果也不一定对疾病的诊断就具有特异性。因此,对诊断试验需要进行评价,尤其是新的诊断试验,需要评价其用于疾病的诊断价值和临床使用价值。通常诊断试验的评价包括真实性、可靠性、收益三个方面。

(2) 基本原理:以金标准作为疾病的诊断标准。用金标准和诊断试验对同一组人群进行检查或检验,然后比较金标准和诊断试验的检查结果,根据诊断试验与金标准检查结果的一致程度评价诊断试验的诊断价值。两者的一致程度越高,说明诊断试验用于疾病的诊断价值就越高,反之亦然。金标准与诊断试验的检查结果资料可归纳为"诊断试验评价四格表"(表 3-5)。

表 3-5 诊断试验评价四格表

诊断试验	金标准		合计
	病人	非病人	
阳性	a	b	$a+b$
阴性	c	d	$c+d$
合计	$a+c$	$b+d$	$a+b+c+d$

根据"诊断试验评价四格表"资料即可对诊断试验进行评价,包括评价诊断试验的真实性、可靠性和收益。

(3) 真实性:又称效度或有效性,是指筛检试验或诊断试验所获得的测量值与实际值符合的程度。所以真实性也可称准确性。评价指标包括灵敏度和假阴性率、特异度和假阳性率、约登指数、似然比等。

(4) 可靠性:又称信度,指用同一方法在相同条件下 重复测量相同受试者所获结果的一致性。评价指标包括变异系数、符合率、一致性等。

（5）收益：即收获量，指经过筛检诊断后能使多少原来未发现的病人得到诊断和治疗。评价指标有阳性预测值和阴性预测值。

六、实验内容与案例

胃癌是常见的消化道肿瘤，高度恶性且预后较差。我国是胃癌的高发区，每年新增患者达 40 万人，占全世界发病人数的 42%；患病率和死亡率均是世界平均水平的两倍多。早期诊断、早期治疗是提高患者生存质量、降低病死率的唯一途径。目前公认的最有效的胃癌检查方法是胃镜加病理活检。

随着免疫学的发展，目前国内外对胃癌相关抗原 MG7-Ag 的研究显示，它对胃癌的诊断价值较高。某医院以组织病理学诊断胃癌为"金标准"，通过酶联免疫吸附实验检测血清 MG7-Ag 的含量，评价 MG7-Ag 在胃癌早期诊断的价值。将血清 MG7-Ag 含量大于 8.0U/ml 定为阳性，其检测结果如表 3-6：

表 3-6　检测血清 MG7-Ag 的含量与"金标准"诊断胃癌的结果分析

血清 MG7-Ag 检测	金标准		合计
	胃癌	非胃癌	
阳性	1848	80	1928
阴性	325	747	1072
合计	2200	800	3000

【问题1】　对该试验进行真实性评价。

【问题2】　评价该试验的收益。

【问题3】　将诊断血清 MG7-Ag 阳性界值降至 7.5U/ml 时，检测结果阳性的有 2100 人，其中非胃癌组 115 人。请列出 2×2 表，试计算此界值点水平该试验的灵敏度和特异度。

【问题4】　简述降低诊断试验的分界点对该试验真实性的影响。

我国胃癌分布广泛，各地区患病率差异明显，且有地理相对集中趋势。高患病率地区主要集中在西北和沿海城市，患病率约 40/10 万，低患病率主要集中在西南地区，患病率约为 20/10 万。根据问题 2 和问题 4 计算出不同血清 MG7-Ag 阳性界值得出不同的灵敏度和特异度，填入表 3-7 中。

表 3-7　检测血清 MG7-Ag 的不同诊断标准的准确性

诊断标准	灵敏度（%）	特异度（%）
大于 8.0U/ml		
大于 7.5U/ml		

【问题5】　某医生对 300 人进行胃癌诊断，按下列三种情况，求阳性预测值和阴性预测值。

（1）胃癌低患病率地区，诊断标准大于 7.5U/ml

（2）胃癌低患病率地区，诊断标准大于 8.0U/ml

（3）胃癌高患病率地区，诊断标准大于 8.0U/ml

【问题6】　根据上述计算结果，说明预测值与灵敏度、特异度、患病率之间的关系。

随着医疗技术和医疗器械的不断发展，胃镜的普及、医疗条件的逐步改善、人们健康意识的增强，门诊胃镜检查人数不断上升，胃癌检出率有增高趋势。某医院采用酶联免疫吸附实验检测血清 MG7-Ag 的含量和胃镜两种方法对门诊病人进行诊断，诊断结果见表 3-8：

表 3-8 两种诊断试验诊断胃癌的结果

诊断实验	胃癌	非胃癌
MG7-Ag 阳性,胃镜阴性	56	24
MG7-Ag 阴性,胃镜阳性	64	33
两者均为阳性	100	30
两者均为阴性	146	1685
合计	366	1772

【问题7】 请分别计算出血清 MG7-Ag 检测、胃镜检查、并列试验、串联实验的灵敏度、特异度、阳性预测值、阴性预测值。

【问题8】 对上述两种诊断试验的实用性进行评价,哪种方法受益大?

【问题9】 请您总结一下提高试验效率的办法。

(汪俊华 蒋芝月)

实验二十六 成年人肥胖与糖尿病关系
病例对照研究实例分析

一、实验目的

(1)掌握病例对照研究的原理,熟悉病例对照研究的设计过程。

(2)熟悉病例对照的资料整理方法及分析方法。

二、实验学时

4 学时。

三、实验方法

教师组织学生复习病例对照研究的方法的基础上,围绕本实验中案例内容,运算课题中的指标,讨论案例提出的问题。最后教师进行总结,学生独立完成实验报告。

四、实验要求

1. 实验背景知识与技能要求 熟悉病例对照研究的方法和原理,主要指标的意义和计算方法,如暴露率的计算,暴露的比值比(OR)及 95% CI 的计算。

2. 实验准备要求 带计算器。

3. 实验报告要求 围绕实验案例提出的问题进行讨论。

五、实验背景知识

病例对照研究(case control study)是以患有所研究疾病的人群作为病例组,以没有患有所研究疾病的人群作为对照组,比较病例组和对照组暴露情况,分析暴露因素与疾病的关联。病例对照研究所需样本量小,病例易获取,因此工作量相对小,所需人力、物力较少,易于进行,出结果快;可以同时对一种疾病的多种病因进行研究;适合于对病因复杂、发病率低、潜伏期长的疾病的病因研究。

病例对照研究的外部变量不好控制,易产生混杂偏倚,暴露与疾病的时间先后难以判断,故做病因判定时应该谨慎。同时,由于没有办法确定暴露组与非暴露组疾病的发病率,关联强度只能计算 OR,也不适于研究人群中暴露比例很低的因素,因为需要很大的样本量。

通过本次实习案例的讨论,熟悉病例对照研究的设计、资料的整理和分析。

六、实验资料或相关案例材料

(一) 设计阶段

为了研究成年人肥胖与 2 型糖尿病的关系,某课题组设计了以社区为基础的病例对照研究。在某市社区进行调查,以确诊糖尿病病人为病例组,社区中非糖尿人群为对照组,调查病例组和对照组的身高、体重,计算体质指数(body mass index,BMI),根据体质指数判定体型正常与肥胖,分析肥胖与糖尿病的关系。

【问题 1】 在病例对照研究中,用社区调查诊断的糖尿病病人作为病例组与用医院诊断的糖尿病病人作为病例组,各有哪些优缺点?

【问题 2】 社区的非糖尿病病人和医院诊断的非糖尿病的病人相比,哪组人群作为对照更好些?

【问题 3】 除了调查身高、体重计算 BMI 外,是否还要考虑其他因素?为什么?

此次研究事先规定 75 岁以上的病人不作为调查对象。通过社区调查,共发现成年人糖尿病人 181 人,排除患有高龄中风的病人 1 人,癌症患者 2 人,最后纳入 178 人作为病例组。对照组的选择为社区调查中非糖尿病人群,要求与病例年龄相差不超过 5 岁,性别相同,同时没有患有其他严重疾病,共 178 人作为对照组。

【问题 4】 此次研究为什么要排除部分病人(如中风、癌症等)?

【问题 5】 在选择对照时,为什么要求年龄相差不超过 5 岁,且性别相同?这起到什么样的作用?

在调查中,除了调查病例组和对照组的身高、体重、糖尿病的诊断指标外,还调查了年龄、职业、民族等一般情况,以及吸烟、饮酒、饮食习惯、生活行为等情况。

【问题 6】 本次主要是研究肥胖与糖尿病的关系,调查职业、民族和生活行为等因素的目的是什么?

【问题 7】 思考一下如何在设计阶段控制混杂因素?

【问题 8】 请你评述本案例在设计上存在哪些不足?

(二) 资料分析

调查对象一般情况的比较见表 3-9。

表 3-9 病例组与对照组的一般情况比较

项目	病例组($n=178$)	对照组($n=178$)	统计量,P 值
年龄(岁)	56.23 ± 10.26	55.41 ± 12.31	$t=0.68, P>0.05$
民族			
汉	76	70	$\chi^2=0.42, P>0.05$
少数民族	102	108	
职业			$\chi^2=0.23, P>0.05$
脑力劳动为主	48	52	
体力劳动为主	130	126	

项目	病例组($n=178$)	对照组($n=178$)	统计量,P 值
吸烟			$\chi^2=2.45,P>0.05$
是	68	54	
否	110	124	
饮酒			$\chi^2=4.61,P<0.05$
是	85	65	
否	93	113	

病例组与对照组肥胖情况比较结果见表 3-10,病例组与对照组肥胖分级情况比较见表 3-11,病例组与对照组部分人群按年龄、性别匹配的资料见表 3-12。

【问题 9】 表 3-9 比较的结果说明了什么？为什么需要对病例组与对照组的年龄、职业等非研究因素的构成情况进行比较,其目的是什么？

【问题 10】 计算表 3-10 中病例组与对照组的肥胖暴露率,并判断两组肥胖暴露率差异有无统计学意义,计算 OR 值及可限区间。对表 3-10 的统计结果进行分析。

【问题 11】 分别计算表 3-11 不同肥胖等级的 OR 值,结果说明了什么？

【问题 12】 表 3-10 和表 3-12 的分析方法有什么不同？计算表 3-12 的 χ^2 值和 OR 值。

【问题 13】 通过以上的计算结果,能否说明肥胖和糖尿病的关系？为什么？你认为还需要采取哪些研究进一步证实肥胖与糖尿病的关系？

【问题 14】 总结一下病例对照研究的优缺点。

表 3-10　病例组与对照组肥胖情况比较

暴露(体型)	病例组	对照组
正常	99	139
肥胖	79	39

表 3-11　病例组与对照组肥胖分级情况比较

体型	病例组	对照组	OR 值
正常	99	139	
轻度肥胖	32	16	
中度肥胖	28	14	
重度肥胖	19	9	

表 3-12　病例组与对照组按年龄、性别匹配后肥胖情况比较

病例组	对照组	
	肥胖	非肥胖
肥胖	16	63
非肥胖	23	76

(杨敬源)

实验二十七　队列研究设计方法实例分析

一、实验目的

(1) 掌握队列研究的基本原理。
(2) 学习并掌握队列研究的资料整理和分析方法及在探索病因方面的应用。

二、实验学时

4 学时。

三、实验方法

课堂讨论。

四、实验要求

(1)要求学生课前熟悉队列研究基本原理,并熟练掌握队列研究评价暴露结局和危险度的常用指标。

(2)本实验要求学生自带计算器,以便完成案例材料中要求的指标计算。

(3)本实验分 2 次进行,第一次课 2 学时,围绕案例材料提出的问题进行课堂讨论;课后学生根据课堂讨论结果,以小组为单位,用演示文稿的形式制作课堂报告;每名学生完成本实验要求的"研究设计习题",并于第二次课时提交。第二次课由各小组选出代表,用制作好的演示文稿报告第一次课的讨论结果,围绕讨论结果开展课堂讨论,最后,教师对各组的讨论进行点评。

五、实验背景知识

队列研究(cohort study)是指选定暴露于及未暴露于某因素的两组人群,随访观察一定的期间,比较两组人群某种疾病的结局(一般指发病率或死亡率),从而判断该因素与发病或死亡有无关联及关联大小的一种观察性研究方法。

20 世纪 50 年代起,队列研究得到广泛应用。与病例对照研究相比,其检验病因假设的效能优于病例对照研究,在流行病学病因研究中应用广泛。随着对队列研究方法学认识的不断深入,其应用范围也越来越广,其内涵及外延也得到新的突破。以往经典的暴露因素常常是有害物质接触(如母亲铅暴露)或者危险因素(吸烟)等,而现在对暴露的理解还包括了内暴露(可以测量生物标志物来反映),或者遗传学特征(如某个基因位点突变)等;过去的结局指标通常是发病或者死亡,而现在则可能是中间指标如血清抗体滴度的变化等。同时,研究方法也在不断发展和进步,现在出现了一些交叉式的研究设计,如与病例对照研究交叉形成的巢式病例对照设计和病例队列研究设计等。

队列研究在评价暴露的结局及其危险度时,常使用以下指标:

(1)累积发病率(cumulative incidence,CI):当观察人口比较稳定时,不论观察时间长短,以开始观察时的人口数为分母,整个观察期内发病人数为分子,得到该观察期的累积发病率。

(2)发病密度(incidence density,ID):当观察的人口不稳定,观察对象进入研究的时间先后不一,以及各种原因造成失访,可以用人时(person-time)为单位计算率,由此得到的发病率称为发病密度。

(3)标化死亡比(SMR):研究人群中观察死亡数与此预期发病人数之比。

(4)相对危险度(relative risk, RR):暴露组的率与未暴露组的率之比。

(5)归因危险度(attributable risk, AR):暴露组的率与未暴露组的率之差。

六、实验案例与讨论

【案例一】　脑卒中是口服避孕药(OC)较为严重的不良反应。近 30 多年来,国内外在降低雌激素剂量到降低孕激素剂量及改变剂型方面做了大量研究工作。但近期的一些流行病学研究结果提示,低剂量 OC 亦可能升高脑卒中发病的危险性。为明确目前我国广泛应用的国产低剂量复方避孕药(COC)与脑卒中患病危险性的关系,以预防服药妇女脑血管疾病,降低 COC 的不良反应,提高 COC 的安全性,开展本课题。研究将某省两个地区 25 个乡镇所有曾经连续使用甾体激素类口服避孕药、针或皮下埋植剂 3 个月以上的 42 144 名已婚妇女作为暴露队列,另将同期连续使用宫内节育器(IUD)3 个月以上,从未使用过甾体激素类避孕药,或连续使用甾体避孕药、针或皮下埋植剂不足 3 个月的 70 427 名已婚妇女为非暴露队列(IUD 队列),随访 3 年,3 年中两队列新进入对象分别为 2264 名和 4803 名。至 2000 年 6 月,两组共计分别有 44 408 名和 75 230 名研究对象。3 年随访结果见表 3-13。

表 3-13 出血型脑卒中人年发病率的分布情况(1/10 万)

项目	IUD 队列			甾体避孕药队列			RR (95%CI)
	观察人年	病例	发病率	观察人年	病例	发病率	
地区							
A	126 870.50	7		86 134.87	18		
B	89 882.13	16		43 513.76	34		
进入年龄(岁)							
<35	111 797.62	2		47 996.33	2		
35~44	65 956.94	1		47 358.23	13		
45~54	28 470.17	13		25 646.61	22		
55~	10 527.90	7		8 647.46	15		
文化程度							
文盲	18 829.84	10		15 693.01	22		
小学	63 113.12	7		49 190.44	21		
中学及以上	134 809.67	6		64 765.18	9		

【问题 1】 上述研究属于何种类型的流行病学研究?其有何特点?

【问题 2】 上述研究用什么指标来分析甾体避孕药对脑卒中的风险?为什么?

【问题 3】 请计算表 3-13 中两组队列的发病率。

【问题 4】 分别计算表 3-13 中两组不同队列、不同年龄,不同文化程度的 RR 及其 95% 可信区间。

【问题 5】 怎样根据 RR 的结果进行判断?上述研究计算出的 RR 值能得出什么结论?

【案例二】 妊娠高血压综合征(简称妊高征)发生于妊娠中期以后,属于妊娠期特有疾病,可导致孕产妇、胎儿及新生儿死亡。有研究表明,妊高征与早产、低出生体重发生的风险增高有关,也有研究发现,母亲妊高征与胎儿早产、低出生体重之间没有什么关联。为了进一步证实妊高征与早产、低出生体重的关系,有研究人员对某省 7 个县共 131 867 名单胎儿母亲进行前瞻性随访研究。

调查对象分为妊高征组和非妊高组,其中,妊高征组 14 278 例,非妊高征组 117 589 例。妊高征组母亲分娩时平均年龄 26.8 岁,非妊高征组母亲分娩时平均年龄 26.6 岁,其他有关特征在两组的分布情况见表 3-14。

表 3-14　妊高征组与非妊高征组的比较

有关特征	妊高征组(14 278)	非妊高征组(117 589)	χ^2 或 t 值	P 值
分娩时年龄(岁, $\bar{x}\pm s$)	26.80±3.53	26.60±3.35	6.978	0.000
孕期 BMI(kg/m^2, $\bar{x}\pm s$)	21.1±2.7	20.7±2.4	17.419	0.000
初产妇(n(%))	10880(76.2)	10766(75.4)	5.284	0.022
男婴(n(%))	7382(51.7)	7325(71.3)	0.694	0.41
妊娠期疾病(n(%))	5140(36.0)	3427(24.0)	969.967	0.000
剖宫产(n(%))	7881(55.2)	6511(45.6)	472.109	0.000

【问题 1】　为什么需要妊高征组和非妊高征组进行一般情况的比较呢?

【问题 2】　表 3-14 的结果说明了什么?

妊高征与早产、低出生体重:妊高征组早产、低出生体重发生率分别为 4.9%(701/14 278)、3.6%(507/14 278),非妊高征组分别为 3.4%(4031/117 589)、1.8%(2110/117 589)。

【问题 3】　根据表 3-15 的结果,分析妊高征发生早产和低出生体重的风险。

表 3-15　不同妊高征暴露程度早产和低出生体重的发生率

暴露程度	出生数(名)	早产			低出生体重		
		例数	发生率(%)	95%CI 值	例数	发生率(%)	95%CI 值
非妊高征组	117 589	4031	3.4	3.3~3.5	2110	1.8	1.7~1.9
妊高征组	14 278	701	4.9	4.6~5.3	507	3.6	3.3~3.9
χ^2, P 值		80.8, <0.001			202.0, <0.001		
妊高征严重程度							
轻度妊高征	10 358	404	3.9	3.5~4.3	258	2.5	2.2~2.8
中度妊高征	3099	181	5.8	5.0~6.7	151	4.9	4.1~5.7
重度妊高征	821	116	14.1	11.8~16.7	98	11.9	9.8~14.4
χ^2 趋势, P 值		196.4, <0.001			426.1, <0.001		

【研究设计习题】

背景:大肠癌(包括结肠和直肠癌)在世界癌症发病和死亡谱中居第 4 位,结、直肠癌的病因和发病机制还不很清楚。有关肠息肉、特别是腺瘤性息肉与结直肠癌关系的研究颇多。

请根据队列研究的原理和方法,设计肠息肉与结直肠癌发病关系的队列研究。

（杨敬源　杨婷婷）

实验二十八　临床疗效评价的设计实例分析

一、实验目的

通过实习掌握临床试验设计的原则与方法,正确理解临床试验中设立对照、随机分组和盲法评定的重要性;熟悉对照组的类型和随机分组方法中的简单随机分组、区组随机分组和分层随机分组的方法。

二、实验学时

2 学时。

三、实验方法

教师在介绍实验背景知识的基础上,组织学生分组对实验案例展开分析,并就案例提出的问题进行讨论。最后教师对实验进行总结,学生课后完成实验报告。

四、实验要求

1. 实验背景知识与技能要求 复习流行病学教材中有关临床试验的相关内容,掌握临床实验设计的原则、步骤和方法。

2. 实验报告要求 在课堂讨论的基础上,课后学生完成实验报告。报告按"实验六 实验报告的撰写格式与要求"的格式撰写。

五、实验背景知识

临床疗效评价是以考核某种治疗措施(药物、手术、治疗方案、特定形式的治疗单元等)本身的特异性治疗作用,确定其不良反应或安全性为目的的临床试验研究。其基本原理是以病人个体为研究对象,研究者将研究对象随机分为实验组和对照组,给予实验组某种干预措施(新药或新疗法),给予对照组安慰剂或现有的有效治疗方法,通过比较实验组和对照组疗效的差异和不良反应发生情况,从而对待评价的治疗措施的特异性治疗作用及其安全性做出评价。

临床疗效评价就是对临床治疗假设所进行的检验,该假设是治疗措施有效。但是,由于目前对许多疾病产生的机制并未完全了解,以及病因的复杂性、人体疾病的复杂性(轻重、病程、并发症、药物间的相互作用等)和存在对治疗反应的个体差异、治疗措施本身可以对人体产生多方面的作用等原因,使得临床治疗本身及其结局十分复杂性。因此,为了客观、科学地评价临床疗效,避免下结论时的主观性,开展临床疗效评价应按照严谨、科学的设计原则和方法进行。

临床疗效评价设计应遵循以下原则:

(1) 有明确的研究目的和检验假设。

(2) 有科学的疗效考核指标及确定具有临床意义的最小疗效标准。

(3) 研究对象明确的纳入标准和排除标准。

(4) 有足够的研究所需病例数(样本量)。

(5) 正确设立对照组和进行随机化分组。

(6) 制订出明确的干预措施、实施步骤、试验时间、中止治疗原则。

(7) 采用盲法评价。

(8) 选择正确的统计分析方法。

其中,最重要的是对照组的设立、进行随机化分组和采用盲法评价的原则。

常用的临床疗效评价的设计类型有:

(1) 随机对照临床试验。

1) 平行试验。

2）交叉试验。

3）序贯试验。

（2）非随机对照试验

1）非随机同期对照研究。

2）历史对照研究。

（3）非对照试验。

在临床医学杂志和专业会议上都有大量临床疗效研究的有关论文,对这些研究成果的正确评价,有利于临床医生及时地发现有价值的成果并应用于临床实践。评价一项临床疗效研究成果,首先要考察研究结果的真实性和可靠性,其次是考察其临床实用价值。主要从以下几个方面进行判断:

（1）研究结论是否从大样本随机对照临床试验中获得。

（2）研究报告是否报告了全部的临床结果。

（3）报告中是否详细介绍了研究对象的情况。

（4）研究结论是否同时考虑了临床意义和统计学意义。

（5）报告是否介绍了治疗措施的实用性,如用药指征和禁忌证等。

（6）论文结论中是否包括了全部研究对象。

学习和掌握临床疗效评价的基本原理、方法和设计原则,不仅可以提高临床医生对临床疗效的科学理解,提高其对临床疗效评价的有关研究成果真实性、可靠性和科学性判断的能力,同时,在疾病的临床治疗由经验医学走向循证医学的过程中,帮助临床医生提高对证据的评价能力,促进循证医学的实施。

六、实验案例与讨论

【案例一】 吲达帕胺治疗老年高血压 186 例疗效观察

为探讨吲达帕胺对老年人高血压病的治疗效果及其对血脂等的影响,某研究者对 3 年来所收治的 186 例原发性高血压患者给予吲达帕胺降压治疗。接受治疗的患者血压均高于 140/90mmHg（1mmHg = 0.133kPa）,病程 10～30 年。其中男性 154 例,女性 32 例,年龄 58～85 岁;186 例患者中,合并冠心病 8 例,糖尿病 66 例,慢性肾功不全 8 例,脂肪肝 45 例。观察表明,吲达帕胺 2.5～5mg,每日 1 次,对轻或中度的高血压患者的收缩压（SBP）、舒张压（DBP）均有不同程度降压作用。其中有 102 例（54.8%）血压降至正常水平。因此得出结论:吲达帕胺对老年原发性高血压患者的疗效是可靠的,常规剂量下（2.5mg/d 或 5mg/d）就可达到降压效果。

【问题1】 上述研究属于何种类型的设计？该设计类型主要适用于哪些情况？

【问题2】 请列举上述研究设计中存在的问题。

【问题3】 请评价该研究的结论是否恰当。为什么？

【案例二】 牛黄降压丸治疗原发性高血压的临床研究

某研究者欲了解牛黄降压丸降压效果,自 1997 年 1 月至 2001 年 12 月,抽取 280 例原发性高血压患者,采用随机数字表法分为治疗组 160 例和对照组 120 例。治疗组中,男性 109 例,女性 51 例;平均年龄 52.5±8.5 岁;病程 1.3～14 年,平均 7.5±1.5 年;高血压分期:Ⅰ期 36 例,Ⅱ期 108 例,Ⅲ期 16 例。120 例对照组中,男 81 例,女 39 例;年龄 40～68 岁,平均 51.9±7.8 岁;病程 1.2～13 年,平均 7.4±1.4 年;高血压分期:Ⅰ期 39 例,Ⅱ期 75 例,Ⅲ

期 6 例。两组性别、年龄、病程、高血压分期等方面比较,*P*>0.05,具有可比性。

治疗组口服牛黄降压丸,每丸 1.6g,每次 2 丸,每日 1 次。对照组口服硝苯地平,每次 20mg,每日 3 次。两组均以 4 周为 1 个疗程,根据病情可连续服用 1~2 疗程,3 个月后统计疗效。

【问题 1】 临床疗效研究的病例是否要同一时间进入试验?如不是同一时间进入试验,应注意什么问题?

【问题 2】 上述案例,病例收集时间为 1997 年 1 月至 2001 年 12 月,应该采用何种设计类型进行研究?

【问题 3】 在阅读文献时,应该从哪些方面评价文献的科学性、真实性和价值?

【案例三】 西尼地平胶囊治疗原发性高血压双盲双模拟随机对照多中心研究

为评价国产西尼地平胶囊治疗轻度至中度高血压的临床疗效及安全性,某研究者以国产西尼地平片为对照药,在 252 例轻度至中度高血压病人中进行多中心、随机、双盲、平行、活性药物对照的临床试验。

1. 病例选择标准和分组

(1) 入选标准:18~65 岁,确诊为轻、中度的原发性高血压(WHO/ISH 分类的 I、2 级高血压)病人,签署知情同意书,经 10~14 天安慰剂清洗期后,坐位舒张压在 90~109mmHg(1mmHg=0.133kPa),且收缩压<180mmHg,男女不限。

(2) 排除标准:各种类型的继发性高血压病人;重度高血压病人;有充血性心力衰竭、稳定或不稳定性心绞痛、急性心肌梗死或有临床意义的心律失常者;有高血压脑病、脑卒中、TIA 病史者;有明显肾功能损害者:①血肌酐>150μmol/L(1.7mg/dl);②蛋白尿++或以上;③任何血尿(含镜下血尿,RBC++或以上);有明显肝功能损害(ALT 升高超过正常值的 1.5 倍及以上)者;未被良好控制的糖尿病(空腹血糖为正常值的 1.2 倍及以上病人);有同类药物过敏史及具有临床意义的其他系统疾病,如血液病、肿瘤、酗酒、吸毒、精神异常及智力障碍等的病人;孕妇、哺乳期妇女及今后 0.5 年内准备妊娠者;过度肥胖,体重指数>30 者;近 2 个月内受试过其他新药者;研究者认为不适宜者。

(3) 剔除标准:依从性差者;重度违反本方案要求者;病人本人要求中止者;医生认为不宜继续服用研究药物者;间隔 3 天以上连续随访发现 SBP>180mmHg、DBP>110mmHg 和 DBP 较前增高 15mmHg 以上者;治疗过程中出现症状性低血压者;泄盲者;误诊、误录入者;无完整病历记录及检验报告无记录者;录入后未服试验及对照药物者;受试者在治疗期间加用任何其他降压药,如利尿剂、β 受体阻滞剂、血管紧张肽转换酶抑制剂、血管紧张肽 II 受体拮抗剂或其他钙拮抗剂等,使疗效无法判断者。

【问题 1】 临床疗效评价中,研究对象的选择有哪些原则?该案例研究对象的选择是否符合这些原则?为什么?

【问题 2】 在对研究对象进行剔除时应注意什么?

2. 试验方法 导入期(2 周):按入选标准筛选轻、中度原发性高血压病人,停用所有抗高血压药物进入导入期;未服用抗高血压药物的病人则直接进入导入期。入选者签署知情同意书,每日早晨 8:00~10:00 之间顿服模拟试验药物 1 粒和模拟阳性对照药 1 片,连服 2 周。治疗期(8 周):筛选符合入选条件的原发性高血压病人 252 例,按 1∶1 比例随机分为试验组和对照组,分别给予西尼地平胶囊 5mg 加模拟阳性对照药。

【问题 3】 在本次实验前 2 周的导入期有什么作用?

【问题4】 在研究过程中,如何真正做到随机分组和双盲法观察?

治疗前,2组病人的性别、年龄、体重指数均无统计学差异($P>0.05$)。治疗过程中,2组合并用药情况、服药加量情况以及依从性比较均无统计学差异($P>0.05$)。实验过程中脱落18例,其中失访12例,退出6例。

【问题5】 为何要比较两组病人的性别、年龄和体重指数?还有没有其他应该比较的因素?

【问题6】 临床疗效研究中如何看待失访的问题?

疗程结束时,参加疗效评价的试验组117例,显效率为54.7%(64例),有效率为25.6%(30例),总有效率为80.3%;对照组117例,显效率为62.4%(73例),有效率为20.5%(24例),总有效率为82.9%。

【问题7】 根据以上资料,请评价西尼地平胶囊治疗原发性高血压的疗效。

(汪俊华)

实验二十九　医院感染案例分析

一、实验目的

本次实验通过对相关案例的讨论,熟悉并掌握医院感染的定义、种类及产生的原因。掌握医院感染的预防和控制方法。

二、实验学时

2学时。

三、实验方法

在复习医院感染相关知识的基础上,要求各实验小组课前根据案例提出的问题准备好演示文稿。各小组派出代表用演示文稿报告对案例中提出的问题的分析,针对各代表报告的内容,其他同学提出问题,由各小组回答并开展课堂讨论。最后教师进行总结,学生课后完成实验报告。

四、实验要求

(1)实验背景知识与技能要求:熟悉医源性感染的相关概念,以及医源性感染的控制方法等。

(2)实验准备要求:根据实验案例及其提出的问题准备课堂报告用演示文稿。

(3)实验报告要求:根据案例提出的问题,撰写报告。

五、实验背景知识

医院感染(nosocomial infection, NI or healthcare associated infection, HCAI)是指住院病人在医院内获得的感染,包括在住院期间发生的感染和在医院内获得出院后发生的感染,但不包括入院前已开始或者入院时已处于潜伏期的感染。医院工作人员在医院内获得的感染也属医院感染。

广义地讲,医院感染的对象包括住院病人、医院工作人员、门急诊就诊病人、探视者和病人家属等,这些人在医院的区域里获得感染性疾病均可以称为医院感染,但由于就诊病人、探视者和病人家属在医院的时间短暂,获得感染的因素多而复杂,常难以确定感染是否来自医院,故实际上医院感染的对象主要是住院病人和医院工作人员。

医院感染分类:

(1) 按感染部位分类:全身各器官、各部位都可能发生医院感染。可分为呼吸系统医院感染、手术部位医院感染、泌尿系统医院感染、血液系统医院感染、皮肤软组织医院感染等。

(2) 按病原体分类:可分为细菌感染、病毒感染、真菌感染、支原体感染、衣原体感染及原虫感染等,其中细菌感染最常见。

(3) 按病原体来源分类:分为内源性感染和外源性感染(交叉感染)。

医院感染发生的原因较为复杂,归纳起来有以下几个方面:

(1) 到医院就诊住院的各种疾病的病人,其免疫防御功能都存在不同程度的损害和缺陷。

(2) 病人在诊疗期间,由于接受各种诊断和治疗措施,如气管插管、泌尿道插管、内窥镜、大手术及应用免疫抑制剂、放射治疗、化疗等,使病人的受到不同程度的损伤,并降低了免疫功能。

(3) 医院中人员密集,感染各种疾病的病人随时可能将病原体排入医院环境中,使得医院的空气、物体表面、用具、器械等处皆可能受到各种病原体的污染。因此,病人在医院环境里活动,时刻都有遭受医院感染的危险。

除了上述导致医院感染的客观原因外,在医院感染的发生过程中,医院和医务人员的主观因素也是导致医院感染发生,甚至暴发的重要原因。包括医务人员对医院感染及其危害性认识不足;发现和报告不及时;不能严格地执行无菌操作技术和消毒隔离制度;医院规章制度不全;缺乏对医院感染的有效监控和预防措施。

近年来,卫生部通报了多起严重医院感染事件,分析这些事件发生的原因,都与医院感染管理混乱、重视不够以及医务人员缺乏医院感染的防治意识有密切关系。因此,在临床医学生中开展医院感染相关知识教育,培养医院感染防治意识具有十分重要的意义。本次实验通过对医院感染实际案例的讨论,使学生能熟悉医院感染发生的原因、特点和规律,熟悉医院感染的防治措施。

六、实验案例与讨论

【案例一】　某医院一起甲型 H1N1 流感病毒感染暴发案例分析

患儿,女,9 岁,于 2009 年 8 月 11 日因"左锁骨血管瘤术后复发"收入某医院。该患儿 2009 年 8 月 7 日起出现咳嗽、咳痰,体温不详。8 月 11 日,父亲和祖父从外地乘火车至该院,当晚由其祖父陪护。8 月 12 日、13 日由其父亲陪护,期间父女均有间歇性咳嗽,自觉有发热。陪护期间其父亲有到病区灌肠室冲调牛奶史。

8 月 14 日,同病房 35 和 32 床的 2 位陪护家属开始发热。该患儿因发热不宜手术,遂出院。17 日患儿及其父亲确诊为甲型 H1N1 流感病例,患儿祖父也有流感样症状但未采样确诊。患儿住院病区的护士 L,8 月 11~15 日值夜班,8 月 12 日出现咽喉发痒,咳嗽症状,8 月 16 日体温 37.9℃,8 月 17 日确诊为甲型 H1N1 流感病例。该病区其他甲型 H1N1 流感病例发病时间分布依次是 8 月 11 日 1 例、12 日 2 例、13 日 1 例、14 日 5 例、15 日 16 例、16 日 5 例、17 日 4 例。17 日因甲型 H1N1 流感暴发关闭该病区后,未再出现新发病例。在该病区共有病房 13 间,住院患者 52 人。其中,9 间出现病例,最多的为 13 例/间(其中 8 例为陪护家属）。另外,护士1例,医师5例。

8月16~17日,共检测25份标本,12例检出甲型H1N1流感病毒核酸阳性(患儿7例,陪护1例,医师3例,护士1例),甲型和乙型季节性流感阴性。

【问题1】 从案例资料来看,是否能判定这是一起医院感染?依据是什么?

【问题2】 如果为医院感染,属于哪一类型?依据是什么?

【问题3】 根据案例资料,绘制该次医院感染病例发病时间分布图,计算罹患率(合计临床诊断病例与确诊病例),并分析可能的传染源。

【问题4】 根据《医院感染管理办法》(卫生部令第48号)的规定,该起医院感染医院应该如何处置?

【问题5】 请你总结一下医院感染的主要特点。

【案例二】 某医院为了解其医院感染情况,对2008年7月2日0:00~24:00期间全院15个临床科室全部住院患者(包括当日出院患者,不包括当日入院患者)进行了普查。调查结果如下:全院共有住院患者497例,实际调查493例,实查率99.20%。发生医院感染32例,35例次,医院感染现患率为6.49%,例次现患率为7.1%。

医院感染现患率高的科室为中心ICU(40.00%)、神经内科(21.62%)和神经外科(12.50%)。中心ICU现患率明显高于全院平均水平,调查当日该科有患者5人。该科室患者住院时间较长、侵入性操作多、无单独的隔离室、医护人员少。

调查显示,该院医院感染部位前2位依次是下呼吸道(65.71%)和泌尿道(11.43%)。

在被调查的493例患者中,202例使用了抗菌药物,抗菌药物使用率为40.97%。其中治疗性用药114例(56.43%),预防性用药45例(22.28%),治疗+预防用药43例(21.29%)。单一用药139例(68.81%),二联用药61例(30.20%),三联用药2例(0.99%)。

493例患者中,长期卧床131例(26.57%),手术110例(22.31%),泌尿道插管60例(12.17%),患肿瘤29例(5.88%),糖尿病20例(4.06%),留置引流管15例(3.04%),植入人工装置11例(2.23%),使用呼吸机8例(1.62%)。

【问题1】 根据上述资料,分析该院医院感染的特点。

【问题2】 分析上述资料,简要阐述医院感染的危险因素?

病原学送检情况:在实际调查的493例患者中,有40例(占8.11%)取样做病原学培养。治疗用药(包括治疗+预防用药)的157例患者中,34例采样做了病原学培养,送检率21.66%。

医院感染病原菌检测结果:送检的40例样品中,检出病原菌40株,其中肺炎克雷伯菌8株,铜绿假单胞菌7株,鲍曼不动杆菌6株,金黄色葡萄球菌4株,白假丝酵母菌3株,嗜麦芽窄食单胞菌和大肠埃希菌各2株,阴沟肠杆菌、产气肠杆菌、鲁氏不动杆菌、荧光假单胞菌、鲍氏志贺菌工型、霉菌、施氏葡萄球菌、产气荚膜梭菌各1株。

【问题3】 肺炎克雷伯菌、铜绿假单胞菌、鲍曼不动杆菌、金黄色葡萄球菌,均是耐药性比较高的细菌,这为我们进行临床用药和医院感染的控制提供什么启示?

【问题4】 讨论并总结控制医院感染的方法。

(杨敬源)

第二节　临床预防技能综合应用

实验三十　临床实践中健康传播技能模拟实验

一、实验目的

健康传播(health communication)是健康教育与健康促进的重要手段和策略,健康传播活动中为有效地达到预期目的而采用的方式方法即为传播技能。临床实践中掌握并熟练运用健康传播技能将有助于密切医患关系,提高治疗效果,促进医疗服务质量的改善。

通过本次模拟实验,要求学生掌握基本和常用的健康传播技能,并能在临床实践中进行熟练运用。

二、实验学时

4 学时。

三、实验方法

本实验采用课堂讨论加角色扮演的方式进行。带教老师首选组织学生学习相关背景知识,围绕"实验内容(一)健康传播技能相关问题和讨论"中提出的问题展开讨论。然后将学生进行分组,由各组学生根据课前准备的情景模拟方案,在课堂上进行健康知识传播的情景模拟,并针对情景模拟中存在的问题展开讨论和总结。

四、实验要求

1. 实验准备　教师提前 1 周布置实验,要求学生:①预习本实验指导,复习临床实践中健康知识传播技能相关知识。②通过查阅文献,自行选定一个临床实践中健康知识传播的主题,以门诊或病房作为场景,设计一个与病人或病人家属交流、传播健康知识的情景模拟方案,以备在课堂上进行情景模拟实验。

2. 实验分组　一般每 6~10 名学生一个小组。

3. 讨论要求　相关知识讨论要围绕基础知识提出的问题进行,学生要表明自己的观点,并提供依据。教师在讨论中把握讨论的进度和方向。

4. 学时分配　相关知识讨论 1 学时,课堂模拟实验 2 学时,总结与点评 1 学时。

5. 实验报告要求　实验后提交情景模拟方案及课堂讨论小结。

五、实验背景知识

(一)患者健康教育

医院健康教育指的是各级各类医疗卫生机构人员在临床实践过程中伴随医疗服务而实施的健康教育。患者健康教育是医院健康教育的主要形式之一。

患者健康教育的内容包括:①门诊教育:健康教育处方、候诊教育、咨询教育、随诊教育等;②住院教育:入院教育、在院教育和出院教育;③随访健康教育:又称出院后教育。

患者健康教育的实施:①评估患者的教育需求:通过病历、与病人及家属交谈、病人之间的交流及观察等收集患者健康教育需求的相关信息,并做出评估;②确定健康教育目标:根据病人的知识和技能、文化程度和接受能力、教育目标的困难度,确定目标和完成任务的先后顺序；③拟定健康教育计划：包括实施健康教育的时间、场合、教育内容、教育人员及教育方法和工具；④实施健康教育计划：注意谈话的态度和技巧，如态度要客观、公正，帮助和指导，不能批评或训斥，避免不负责任的承诺，不能包办一切，热情主动等；站在病人立场，耐心倾听病人叙述，语气婉转且中肯，表达通俗易懂，把握重点；⑤评价教育效果：教育需要、教育方法及教育目标实现程度。

（二）健康传播

健康传播是指运用各种传播媒介和方法，通过各种渠道，为维护和促进人类健康而收集、制作、传递、交流、分享健康信息的过程。根据传播的技术和手段分为人际传播和大众传播两种方式，其中人际传播是最常用、最基本的健康传播形式。

人际传播主要通过语言传播与非语言传播两种方式进行。临床实践中健康知识的人际传播主要发生于医护人员与患者及患者家属之间，为保证健康知识的有效传递，健康传播取得应有效果，临床实践中掌握并熟练运用语言传播与非语言传播的技巧十分重要。语言传播技巧包括说话、提问、倾听、反馈等的技巧；非语言传播技巧包括肢体（手势、表情、坐/站/走势）、服饰、声调、物体利用、创造适宜的时空间等技巧。

健康传播效果评估的四个层次：健康信息的知晓，健康信念的认同，健康态度的转变，健康行为和生活方式的采纳。

六、实验内容

（一）健康传播技能相关问题和讨论

1. 语言传播技巧

（1）说话的技巧：使用受教育对象能够理解的语言和接受的方式提供适合个人需要的健康信息。原则包括：①内容明确，重点突出：一次交谈紧紧围绕一个主题展开，避免涉及内容过多过广；②口气、速度和节奏：要和蔼、文雅、谦逊，不要使用生硬、傲慢、冷漠、命令、教训的口气，语气要生动；语速适中，语调平稳，有适当停顿，给对方留下提问和思考时间；对重要的概念可适当重复，以加强理解和记忆；③口齿清楚，语言简洁精练：发音清晰、吐字准确，明白无误地表达传播的信息；将复杂、深奥的知识通过提炼，简洁明了的表达；④语言通俗，把握内容深度：根据对象的职业、文化层次及对疾病的了解程度选用适当的医学术语，适当选择当地语言和老百姓习惯用语；⑤通过询问和观察及时取得反馈：注意观察对象的面部表情、动作等，及时了解对方对传播信息的理解程度和感兴趣程度；⑥善于表扬和鼓励对方：适度表扬对方，措辞谨慎，避免突然或非常夸张的赞扬；当对方对健康知识不理解时，及时鼓励，使其不丧失信心；⑦恰当结束交谈：交谈结束前，询问对方对本次谈话的看法，再次强调要点，肯定对方表现，为下次交流打下良好基础。

【问题1】 你认为在与受教育对象进行交流中，不良的交谈方式有哪些？

（2）倾听的技巧：可帮助了解受教育对象存在的问题、对问题的想法及产生的根源。原则：①主动参与，予以积极反馈：采用注视对方、适当点头、回应"嗯、哦"等或重复关键词语等方式；②集中注意力，克服干扰：如分心、联想、急于发言等主观因素，避免环境噪声、有人来访等客观因素的干扰；③充分听取对方的讲话：不轻易判断并急于作答，也不过早下结论；不轻易打断，但对脱离主题者，可适当引导；④倾听关键词，总结要点；⑤尊重对方的观点；⑥注意观察体语，听出"话外音"：话外音可通过暗示、体语或正话反说等体现，如停顿或说话前寻求目光交流、加语气词"啊"、说话更大声或语速变慢等。

【问题2】　请谈谈在健康知识传播中,倾听的重要性?

(3) 提问的技巧:恰当的提问有助于在交流中获取所期望的信息,加深对受教育对象的了解。

1) 提问应注意的原则:提问者态度要诚恳;提问者应保持应有的礼貌和谨慎,友好和善;提问的同时要始终保持愿意倾听的态度。

2) 提问时注意节奏:①选择合适时机:先与对象建立良好的互动关系,进入自然交谈后再提出问题;②提问时间有所间隔:避免连珠炮式提问,给对方留下思考时间;③方式灵活多变:多种提问方式搭配使用;④适当穿插与问题无关但可使提问更顺畅的内容,调节谈话气氛。

3) 问题清楚明确,提问简洁:提问应具体、有针对性,问题短小、清楚,避免提出使用否定性词语的问题。

4) 隐私或敏感性问题:提问要灵活:不要直接针对个人发问,可以面向群体性的问题来探究个人的观点或行为。

【问题3】　在进行关于艾滋病的交流中,你想了解某对象的看法,如何提问?

5) 提问的方式:

A. 封闭式提问:问题具体,只要求对方用简短、确切的语言回答。一般适用于收集简明的事实性资料,可迅速获得特定信息。如"你经常锻炼身体吗?"。

B. 开放式提问:要求对方在回答问题时进行思考,按照对问题的理解,提供自己的看法、想法、信息、感受及观点。问题范围尽可能放开,但要避免过于宽泛。如"你希望医生怎么帮助你减肥呢?"。

C. 探索式提问:为探索某种现象,了解对方某一问题、认识或行为产生的原因,通常采用"为什么"作为标志用语。提问时注意语气,不能过于生硬或咄咄逼人。如"你为什么不喜欢这个体育锻炼计划?",或"你说自己没有进行母乳喂养,为什么?"。

D. 诱导式提问:又称为倾向式提问,为回答者提供某些信息,隐含了提问者的想法或观点,在了解病情和健康咨询等收集信息时应避免使用,但可用于提示对方注意某事。如"高盐饮食容易患高血压,你没听说过吗?""你的宝宝这个星期该去打预防针了吧?"。

E. 复合式提问:在受到时间限制又急于获得大量信息时使用,但由于提出问题过多,易致对方困惑,不好回答,准确率受影响,难以达到预先效果,面对普通受众群体,避免使用。如"你每天都吸烟喝酒吗?"。

【问题4】　请针对每种提问方式各举 1~2 个例子进行说明?

(4) 反馈的技巧:对谈话对象表达的情感或言行做出恰当反应,可使谈话进一步深入,也可激励或指导对方。

1) 肯定性反馈:在对交谈对象的正确言行表示赞同和支持时,适时地插入如:"是的"、"很好"、"不错"或点头、微笑等予以肯定,可在技能训练和行为干预时运用;

2) 否定性反馈:对谈话对象不正确的言行或存在问题提出否定性意见时使用,但应首先强调对方值得肯定的一面,同时用建议的方式指出问题所在,易于使对象接受。如"你这样说有一定道理,但是……"

3) 模糊性反馈:指没有明确立场、态度暧昧的反应,适用于需要暂时回避对方某些敏感问题或难以作答的问题时。如回答"是吗?""哦"。

4) 鞭策性反馈:适用于向对象提出更高要求和行为目标时,之前应做好充分的准备,可分解为四步:客观评论对方言行、说明这种言行给你的印象、向对方提出要求、请对方做出答复。

【问题5】 请就鞭策性反馈进行举例说明。

2. 非语言传播技巧 以动作、姿态等非语言形式传递信息,如表情、眼神、语音语调等。临床实践中如果不注重非语言传播,将对医疗活动带来重要影响,如医务人员不耐烦的表情,冷漠的眼神,不客气的训斥,衣冠不整的装束,会给患者带来紧张、焦虑、怀疑等心理。非语言传播技巧应融会贯通于语言传播的说话、倾听、提问、反馈等技巧之中。

(1) 注意观察和运用动态体语:动态体语又称肢体语言:①手势:搓手、鼓掌、握手等;②表情语言:面部表情如微笑、皱眉、点头,眼神注视的时间和部位等;③坐姿、站姿和走姿:注意与对方保持基本一致,不要过于悬殊,注意不同姿势语言表达的不同意思。

(2) 静态体语:仪表服饰、体态等。

(3) 恰当运用类语言:交谈中适时适度地改变语音、语调、节奏,适当增加鼻音、喉音等辅助性发音等。

(4) 创造适宜的时空:安静的交谈环境、与交流对象的适当距离。

【问题6】 试举例说明不同动态或静态体语分别传递了怎样的信息? 如谈话时对方视线与你对视说明什么?"二郎腿"状的交叉跷腿的坐姿是什么表现?

(二) 模拟实验方案设计与实施

1. 模拟实验方案设计 学生根据分组自行选择患者健康教育的任一内容,围绕主题,结合所学的临床知识和健康传播技能,设计情景模拟方案:包括主题、时间、地点、参与人员、健康知识传播的内容和方式、教育人员和受教育对象的语言、行为等。

2. 模拟实验方案的实施 课堂由小组成员分别扮演不同角色,如"医生"、"护士"等"健康知识传播者"及"病人"、"病人家属"等"健康知识接受对象",将情景模拟实验方案在10~15分钟内进行课堂演绎。教师和其余同学作为"观众"或"评判人"。

3. 对模拟实验方案的讨论 主要包括:①情景模拟中体现了哪些语言和非语言传播技巧? ②主要的优点? ③存在哪些问题或不足? ④健康传播是否达到预期的效果? ⑤具体如何改进?

4. 总结 讨论中存在的问题和收获。

5. 讨论后小结 根据实施过程中存在的问题,结合实施后的讨论和总结,撰写小结,包括:①实验准备及实施阶段的困难及收获;②存在的问题;③对该种实验形式的意见和建议;④其他方面。

七、模拟实验方案相关主题参考

(1) 心理卫生教育。

(2) 传染病防治知识。

(3) 慢性非传染性疾病的预防。

(4) 计划生育、优生优育、孕期保健、母乳喂养。

(5) 儿童合理喂养、小儿卫生保健。

(6) 外科常见疾病的防治和抢救。

(7) 常见皮肤病的防治。

(8) 五官科疾病的防治。

（9）各种检查化验知识。

（10）合理用药知识。

（11）医院就诊知识。

（12）常见疾病的护理知识。

（刘海燕）

实验三十一　冠心病健康危险因素的收集、
评估与干预案例讨论

一、实验目的

通过本实验,使学生进一步熟悉健康危险因素评估中危险因素资料的收集方法和调查表的设计,掌握健康危险因素评估的基本技能,并能根据被评对象的实际情况制定个性化的干预措施。

二、实验学时

3 学时。

三、实验方法

在教师的组织下,学生分组围绕实验案例提出的问题进行讨论,根据案例问题的进展和要求,对被评对象健康危险因素进行模拟调查,对被评对象的健康危险度做出评估,并于课后根据评估结果制定干预计划,完成实验报告。

四、实验要求

1. 实验背景知识与技能要求　要求学生课前查阅有关冠心病的相关资料,充分了解冠心病的危险因素和干预措施;掌握调查沟通技巧;复习教科书中膳食指导和运动指导的相关内容。

2. 实验报告要求　课后,每位同学根据要求完成一份案例被评估者的冠心病危险因素评估与干预实验报告。报告内容包括:①被评估者一般情况介绍;②危险因素调查结果与分析:有哪些冠心病危险因素,其中哪些是可以改变的、哪些因素是不可以改变的、哪些因素应该列为优先干预的危险因素;③冠心病危险因素评估结果:目前危险分数、目标危险分数;其危险因素所属类型:低危险型、自创型、难以改变的危险因素型和一般危险型;④干预方案:拟干预的危险因素,干预的短期目标和长期目标,干预计划:如用药指导、膳食指导、运动指导、戒烟戒酒指导等,干预计划实施预期可能出现的困难与解决措施。

五、实验背景知识

随着生活水平的提高,期望寿命的延长,膳食结构和生活行为方式的改变,冠心病(coronary artery heart disease, CHD)的发病率和死亡率在我国呈现上升趋势。冠心病是最常见的心血管疾病,也是我国居民死因构成中的主要疾病。

冠心病的危险因素是指在个体存在的、并与随后发生的冠心病独立相关的因素,包括可改变的因素和不可改变的因素。当一个人已经发生了冠心病或其他动脉粥样硬化性疾病,那些可改变的危险因素依然对疾病的进展和预后起作用。大量证据表明:改变生活方式或与之有关的危险因素能够降低随后发生或再次发生冠心病的危险性。在冠心病的诸多危险因素中,高血压、高血脂、糖尿病、肥胖、吸烟和缺乏运动是最重要的危险因素,而这些危险因素是可以改变的。

表 3-16　冠心病的主要危险因素

可改变的因素	不可改变的因素
生理或生化因素	年龄
高血压	性别
血脂异常包括:	
总胆固醇过高(或低密度脂蛋白过高)	家族史:(早发冠心病)
甘油三脂过高	个人史:(已患冠心病)
高密度脂蛋白过低	易感基因
超重/肥胖	
高血糖/糖尿病	
生活方式	
吸烟	
不合理膳食(高脂肪、高胆固醇、高热量)	
缺少体力活动	
过量饮酒	
社会心理因素	

冠心病危险因素评估方法是采用定量分析健康危险因素的方法,综合评估个体未来发生冠心病的绝对危险,以危险分数表示结果(发病或死亡)。作为防治冠心病的一项实用技术,冠心病个体危险因素评估用直观的数据或图形向个体展示危险因素对健康造成的损害,促使其改变与冠心病有关的不良生活方式及饮食习惯,并帮助医生和患者共同选择最佳治疗干预方案,其在心血管疾病防治中所体现的价值已被充分肯定。在临床预防中这种评估方法便于对处于不同危险等级的患者分别进行不同程度的干预。因此,近年来,冠心病个体发病危险评估的研究成为国际性的攻关热点。

冠心病危险因素评估方法有:Framingham 模型、Geller-Gesner 危险分数转换表、冠心病风险预测图、PROCAM 分数表以及我国复旦大学郑频频、傅华等开发的健康危险度评估软件等。本实验采用郑频频、傅华等开发的《危险分数表》完成案例中被评估者冠心病危险因素评估。

六、实验案例、内容与步骤

【案例】　患者,男,33 岁,公务员。身高 172cm,体重 86kg,因高血压前来就诊。

【问题1】　根据上述资料,请初步判断该患者有哪些健康问题?

【问题2】　根据对患者的初步印象,若对其进行健康危险因素评估应该收集哪些资料?

【问题3】　请对患者进行健康危险因素问卷调查:由小组中的一位同学扮演患者,其他同学用本实验提供的"冠心病健康危险因素调查表"对扮演者做调查。扮演者要尽量模仿患者回答各项提问。

【问题4】　问卷调查在询问过程中应注意哪些问题?

调查显示,患者不吸烟,但因工作的关系常饮酒,饮食口重,偏爱油炸食品;几乎不参加体育锻炼,工作中长时间使用电脑,常工作到凌晨 1 点以后才睡觉;其母亲 59 岁,患有高血压和冠心病;患者本人患高血压已经有 3 年,平时坚持按医嘱服药,但血压控制不稳定。10年前曾患过甲肝。由于与同事关系不融洽,受排挤,为在工作中有突出表现,经常加班,所以工作压力较大。

【问题5】　根据患者的上述调查结果,请为其列出体检项目。

体检显示:血压 160/96mmHg;血脂:血清甘油三脂 1.92mmol/L,血清总胆固醇:6.0mmol/L,血清低密度脂蛋白 4.22mmol/L;空腹血糖 9.2mmol/L,餐后两小时血糖

12mmol/L;心电图未见异常。

【问题6】 根据上述问卷调查和体检结果,总结患者有哪些健康问题和健康危险因素。

【问题7】 上述危险因素中哪些是冠心病危险因素? 哪些是可以改变的,哪些是不可以改变的?

【问题8】 计算患者的 BMI。

【问题9】 参考实验十九,对李某做 24 小时膳食营养调查,并对其膳食营养状况做出评价。

【问题10】 将危险因素调查结果填入表 2-26(危险度评估表),并查表 2-24(危险分数表),将各项危险因素转换为危险分数。参考本教程第二章第二节实验二十,计算目前组合危险分数、目标组合危险分数,并对患者的健康危险因素类型做出评价。

【问题11】 患者目前发生冠心病的危险性是其同年龄同性别人群的多少倍? 如果消除可改变的危险因素,患者发生冠心病的危险性将降为多少?

【问题12】 针对患者的具体情况,为其制定一份健康干预计划,其中应包括膳食指导计划。

【问题13】 课后完成对患者的冠心病危险因素评估与干预实验报告。

(包美玲)

实验三十二　糖尿病患者的行为指导与营养方案设计

一、实验目的

通过本实验,使学生掌握糖尿病患者的膳食营养治疗原则和膳食营养方案设计方法,熟悉糖尿病危险因素,能为糖尿病患者提供正确的行为指导和进行膳食营养方案设计。

二、实验学时

6 学时。

三、实验方法

本实验采取分组课堂讨论方式进行,每组 10~20 名学生。教师首先组织学生观看有关糖尿病的视频材料,使学生充分了解我国糖尿病流行现状,掌握糖尿病临床分型、临床表现、治疗及预防等知识。然后通过对案例资料中提出的问题进行讨论,形成统一答案,并为案例中的患者设计一份膳食营养方案。

四、实验要求

1. 实验背景知识与技能要求 复习教科书上糖尿病与营养的相关理论知识。还可参阅《营养与食品卫生学》(案例版)(科学出版社)、《内科学》(第 7 版)(人民卫生出版社)中有关糖尿病章节。

2. 实验进度要求 观看有关糖尿病视频材料 1 学时,根据相关资料对问题 1~7 进行课堂讨论及教师总结点评 2 学时;在教师指导下,通过充分讨论,为案例中的患者设计膳食营养方案 3 学时。

3. 实验报告要求 实验结束后,每名学生提交 1 份实验报告。报告内容包括对课堂讨论的各个问题的阐述和案例中患者的膳食营养方案。

五、实验背景知识

糖尿病(diabetes mellitus,DM)中医称消渴症。是一种具有遗传倾向的全身慢性代谢性疾病,因胰岛素分泌绝对不足或胰岛素生物效应降低而引起的碳水化合物、脂肪、蛋白质等代谢紊乱,长期以高血糖为主要表现的综合征。

据 2002 年全国营养调查结果显示,我国 18 岁及以上居民糖尿病患病率为 2.6%,糖尿病已成为当前我国继心血管疾病、肿瘤之后的第 3 位主要非传染性慢性疾病,是严重威胁我国人民健康的常见病多发病。糖尿病目前不能根治,饮食控制是目前最行之有效的措施。通过饮食的调节和控制,对轻型糖尿病常可达到治疗目的;对重型糖尿病,在用药物治疗的同时配合饮食控制,可使病情稳定,并可减少药物的用量。

糖尿病需要终生饮食治疗,糖尿病人的饮食原则是要求精确计算热量摄入及三大营养素摄入量,限制小分子糖摄入,合理选择碳水化合物类食物。食物血糖生成指数(glycemic index,GI)是衡量摄食某种碳水化合物食物或某种膳食组成对血糖应答影响的指标。消化吸收快的碳水化合物餐后血糖应答迅速,血糖升高幅度大,则 GI 值高;相反地,消化分解慢的碳水化合物,向血液中释放葡萄糖的速度缓慢,血糖波动小,具有较低的 GI 值。GI 常作为糖尿病人选择碳水化合物类食物的参考依据,食用低 GI 值的食物,可以减小体内血糖波动,利于减轻机体负担,更加容易地控制血糖水平。食物中膳食纤维含量与 GI 成反比,糖尿病人适合选择膳食纤维含量高的碳水化合物类食物。

六、实验案例与讨论

【影视材料】 观看有关糖尿病教学视频材料。

【问题1】 请阐述糖尿病的主要危险因素和病理生理特点。

【问题2】 糖尿病综合治疗的"五架马车"分别指什么?

【案例】 患者,男,45 岁,政府公务员,平时抽烟喝酒,饮食以荤食为主,几乎不吃早餐,爱吃面点甜食、油炸食品,很少吃蔬菜水果,爱打麻将,爱看电视,几乎没有参加过体育锻炼。每天伏案工作 6、7 个小时。近日来某医院参加单位组织的体检:体重 78kg,身高 165cm,血压 140/80mmHg,空腹血糖:8.9mmol/L,尿糖(++),其他无异常,诊断为 2 型糖尿病。

【问题1】 根据上述资料,除患有 2 型糖尿病外,患者并发哪些疾病的危险性较大? 为什么?

【问题2】 根据患者的实际情况,除了在合理膳食方面的一些建议外,对于其他的健康危害因素,您对其有何建议?

【问题3】 合理膳食对于糖尿病的治疗和控制是一项根本和主要措施,请阐述糖尿病患者的膳食治疗原则?

【问题4】 请对患者的膳食结构做出评价。

研究发现,运动不仅能促进心脏和呼吸功能,提高反应灵敏度,增加肌肉强度和骨质密度,而且,合理运动还可促进机体对胰岛素的敏感性,有助于降低血糖和血脂,减轻体重和增强体质。糖尿病人运动原则:适量、经常性和个体化。但空腹运动容易造成低血糖,应少量进餐,餐后 1 小时进行运动较为合适。运动强度一般可用心率来表示:心率 120 次/分以下的运动量为低等强度,如开车、步行、做家务、打太极拳;120～150 次/分的运动量为中等强度,如慢跑、划船、上楼、做广播体操、打羽毛球;150～180 次/分或超过 180 次/分的运动量为高强度运动,如游泳、跳绳、打篮球。运动时间及频率,则是一周锻炼 3 天以上(最少 3次),平均一天 30 分钟左右比较适合。运动时要注意监测心率,运动强度以接近保证运动安全的靶心率(靶心率＝170－年龄)为准,运动量由小到大,运动时间由短到长,逐步适应。

【问题5】　根据上述实验案例,请为患者制定一个具体的运动方案?

糖尿病的饮食治疗方案常以患者的年龄、身高、体重、劳动强度等作为参考来制定。通常包括以下步骤:计算标准体重、计算一日膳食总能量摄入量;计算三大营养素摄入量;确定餐次分配比例及数量,确定一日食谱(先配主食,再配鱼肉类(包括豆制品)辅食,后配蔬菜,最后计算烹调用油)。

【问题6】　请根据表3-17~表3-25的资料,用食物交换份法,按照上述步骤为患者设计一份一日膳食营养配餐方案。

表 3-17　糖尿病患者每天能量供给量[kJ(kcal)/(kg·bw)]

体型	卧床	轻体力	中体力	重体力
消瘦	84~105(20~25)	146(35)	167(40)	188~209(45~50)
正常	63~84(15~20)	125(30)	146(35)	167(40)
肥胖	63(15)	84~105(20~25)	125(30)	146(35)

食物交换份法:能产生90kcal热量的食物重量叫做一个交换份。食物交换份将食物分为谷薯类、蔬菜类、水果类、肉蛋类、奶豆类、油脂类六大类。每份同类食物均可产生90kcal热量,营养成分基本相同。因此,同类食物可以按"份"做等值交换。如一份25g油条可以用一份35g的窝窝头替代。

表 3-18　等值谷物薯类交换表

食品	重量(g)	食品	重量(g)
大米、小米、糯米、薏米	25	干粉条、干莲子	25
高粱米、玉米碴	25	油条、油饼、苏打饼干	25
面粉、米粉、玉米面	25	烧饼、烙饼、馒头	35
混合面	25	咸面包、窝窝头	35
燕麦面、莜麦面	25	生面条、魔芋生面条	35
荞麦面、苦荞面	25	马铃薯(土豆)	100
各种挂面、龙须面	25	湿粉皮	150
通心粉	25	鲜玉米(中等大玉米棒子一个)	200
绿豆、红豆、芸豆、干豌豆	25		

注:每份谷薯类提供蛋白质2g,碳水化合物20g,能量90kcal

表 3-19　等值蔬菜交换表

食品	重量(g)	食品	重量(g)
大白菜、圆白菜、菠菜	500	白萝卜、青椒、茭白、冬笋	400
油菜	500	倭瓜、南瓜、菜花	350
韭菜、茴香、茼蒿	500	鲜豇豆、扁豆、洋葱、蒜苗	250
芹菜、苤蓝、莴苣	500	胡萝卜	200
油菜苔	500	山药、荸荠、藕、凉薯	150
西葫芦、西红柿、冬瓜	500	慈姑、芋头	100

续表

食品	重量(g)	食品	重量(g)
苦瓜	500	雉菜、苋菜、龙须菜	500
黄瓜、茄子、丝瓜	500	毛豆、鲜豌豆	70
芥蓝菜、瓢儿菜、塌棵菜	500	绿豆芽、鲜蘑菇、水浸海带	500

注:每份蔬菜提供蛋白质 5g,碳水化合物 17g,能量 90kcal

表 3-20　等值水果类交换表

食品	重量(g)	食品	重量(g)
柿子、香蕉、鲜荔枝	150	李子、杏	200
梨、桃、苹果	200	葡萄	200
橘子、橙子、柚子	200	草莓	300
猕猴桃	200	西瓜	500

注:每份水果提供蛋白质 1g,碳水化合物 21g,能量 90kcal

表 3-21　等值肉蛋类食品交换表

食品	重量(g)	食品	重量(g)
熟火腿、香肠	20	鹌鹑蛋(6 个带壳)	60
肥瘦猪肉	25	带鱼	80
熟叉烧肉(无糖)、午餐肉	35	草鱼、鲤鱼、甲鱼、比目鱼	80
熟酱牛肉、熟酱鸭、大肉肠	35	大黄鱼、鳝鱼、黑鲢、鲫鱼	80
瘦猪肉、牛肉、羊肉	50	对虾、青虾、鲜贝	80
带骨排骨	50	蟹肉、水浸鱿鱼	100
鸭肉、鸡肉、鹅肉	50	兔肉	100
鸡蛋(1 大个带壳)	60	鸡蛋清	150
鸭蛋、松花蛋(1 大个带壳)	60	水浸海参	350

注:每份肉蛋类提供蛋白质 9g,脂肪 6g,能量 90kcal;熟肉制品重量约为生肉一半

表 3-22　等值奶类食品交换表

食品	重量(g)	食品	重量(g)
奶粉	20	牛奶	160
脱脂奶粉	25	羊奶	160
乳酪	25	无糖酸奶	130

注:每份奶类提供蛋白质 5g,脂肪 5g,碳水化合物 6g,能量 90kcal

表 3-23　等值大豆类食品交换表

食品	重量(g)	食品	重量(g)
腐竹	20	北豆腐	100
大豆	25	南豆腐	150
大豆粉	25	豆浆	400
豆腐丝、豆腐干	50	(黄豆重量 1 份加水重量 8 份磨浆)	

注:每份大豆类提供蛋白质 9g,脂肪 4g,能量 90kcal

表 3-24 等值油脂硬果类食品交换表

食品	重量（g）	食品	重量（g）
花生油、香油(1汤匙)	10	杏仁	15
玉米油、菜子油(1汤匙)	10	花生米	15
豆油(1汤匙)	10	黄油	10
红花油(1汤匙)	10	葵花子(带壳)	25
核桃	15	西瓜子(带壳)	40

注：每份油脂硬果类提供脂肪 10g，能量 90kcal

表 3-25 食品的膳食纤维含量

食品	重量（g）	食品	重量（g）
魔芋粉	74.4	花椰菜	3.3
麦胚	41.9	甘蓝菜	1.8
燕麦	6.6	西红柿	1.1
全麦面包	5.8	土豆	1.0
白面包	1.6	粗米饭(熟)	2.7
干豌豆(熟)	5.0	榛子	2.8

（王 荣）

实验三十三 围手术期患者营养风险筛查、营养状况评价与营养支持方案设计

一、实验目的

通过本次实习，使学生掌握围手术期患者营养风险筛查和营养状况评价的方法，为患者设计营养支持方案，帮助有现实或潜在营养问题的患者改善营养状况，提高患者手术的耐受性，促进术后的恢复，降低手术并发症的发生率和死亡率。

二、实验学时

3 学时。

三、实验方法

本实验在学习临床预防医学营养调查、营养风险筛查与营养评价相关知识的基础上进行。学生围绕案例及问题逐层展开分析和讨论，分析评价围手术期患者可能存在的营养风险与营养问题，并针对性地设计营养支持方案。

四、实验要求

1. 课前准备 学生课前预习实验指导，利用所学过的相关理论知识，根据案例中患者的实际情况进行分析、讨论，拟定营养风险筛查、营养评价和营养支持方案。

2. 实验分组 一般每10~20名学生一个小组。

3. 方案设计要求 方案设计要围绕案例提出的问题进行，在讨论中，要求学生根据案

例实际情况,综合运用相关知识,制定翔实可行的营养风险筛查方案、营养评价方案和营养支持方案。

4. 总结与点评要点 总结要围绕案例进行,重点总结讨论中存在的问题和收获;教师在点评中,重点是围绕每一个问题所涉及的知识点对学生讨论中观点的正确性、依据的充分性进行。

5. 学时分配 学生课堂方案陈述 2 学时,总结与点评 1 学时。

五、实验背景材料

围手术期泛指手术前后的一段时期,包括术前准备和术后恢复两个阶段。围手术期患者多数存在不同程度的营养不良,不仅影响器官的生理功能,而且还会增加感染、多器官功能障碍的发生率,延长伤口愈合时间及住院时间,增加医疗费用,加重家庭和社会负担,围手术期患者的合理营养评价和营养支持应引起临床医务工作者的足够重视。

通过正确的营养风险筛查、营养评价可及时发现营养不良或潜在营养不良危险的患者,筛选出可能从营养支持中获益的病例,及时给予营养支持,对于提高患者手术的耐受性,促进术后康复,降低手术并发症的发生率和死亡率具有重要意义。

六、实验案例与讨论

【案例】 患者,女,50 岁。主诉:持续性上腹部胀痛 8 小时。现病史:患者 8 小时前无明显诱因突发上腹部胀痛,呈持续性,无向其他部位放射,伴恶心,呕吐 1 次,非喷射状,无反酸、嗳气,无畏寒、发热,来我院就诊。查血淀粉酶 1300U/L,诊断为"急性胰腺炎",收入院。既往史:有 2 型糖尿病、慢性胃炎、胆囊结石、急性胰腺炎病史,无药物食物过敏史。查体:皮肤巩膜轻度黄染,腹膨隆,全腹压痛,以剑突下及左侧腹为甚,无反跳痛,Muphy 征(-),肋脊点压痛、叩痛(+),移动性浊音(-),肠鸣音 3~4 次/分。辅助检查:N 0.766,WBC 4.34×10^9/L;尿常规 GLU4+;血淀粉酶 AMY 1406U/L,血脂肪酶 LPA 6522U/L,GLU 14.57mmol/L,K^+3.0mmol/L ,ALT 248.2 U/L ,AST 352.3 U/L;心电图示窦性心率,逆钟向转位;腹部 B 超示轻度脂肪肝,胆囊多发结石并胆汁淤积,胰腺体积增大;余肾功能、胸透未见明显异常。

诊断:胆囊炎急性发作,急性胰腺炎(继发性),2 型糖尿病。

治疗计划:禁食、抑酸、抑制胰酶分泌,必要时手术治疗。

手术名称:胆囊切除术(腹腔镜)。

【问题1】 该患者是否存在营养风险? 如何对其进行营养风险筛查? 请制定营养风险筛查方案。

【问题2】 对该患者手术前后的营养状况进行评价需要做哪些工作? 请制定营养评价方案。

【问题3】 该患者在急性期、恢复期、稳定期的饮食应注意哪些问题?

【问题4】 试设计该患者的营养支持方案

(何 江)

实验三十四 长期卧床患者的运动与健康指导方案设计

一、实验目的

通过本次实习,使学生了解长期卧床患者存在的主要健康问题,通过对临床个体病例分析与讨论,掌握如何对长期卧床患者进行运动与健康指导,预防并发症,消除患者伤病后出现的各种功能障碍,减轻伤残,改善和提高患者的生活质量。

二、实验学时

3 学时。

三、实验方法

本实验分两部分进行,第一部分:由每位学生通过文献查阅,自己选择 1 个长期卧床的病例,根据文献报道的该病例的情况,分析和讨论导致患者长期卧床的原因及可能存在的主要健康问题,针对该病例的实际情况,为其设计一套运动与健康指导方案,并制成 PPT 汇报文稿,作为实验报告提交。实验中由教师随机抽取学生在课堂上进行报告,在教师引导下,其他学生围绕该病例展开分析和讨论。第二部分:各小组围绕本实验案例提出的问题展开讨论,并采用选题小组讨论法在课堂上集体为患者制定一套切实可行的运动与健康指导方案,课后作为实验报告提交。

四、实验要求

1. 课前准备 教师提前安排实验,要求学生课前预习本实验指导和复习常见疾病的社区康复及健康指导等相关知识点,并准备好要提交的 PPT 报告。

2. 实验分组 一般每 10 ~ 20 名学生一个小组。

3. 总结与点评要点 总结要围绕每一个案例进行,重点总结讨论中存在的问题和收获;教师在点评中,重点是围绕每一个问题所涉及的知识点对学生讨论中观点的正确性、依据的充分性进行。

4. 学时分配 学生课堂方案陈述 2.5 学时,教师总结与点评 0.5 学时。

五、实验背景知识

造成患者长期卧床的原因很多,如心脑血管病、骨关节疾病、外伤、高龄、晚期肿瘤等,但不管什么原因,长期卧床的患者都面临着一系列的生活及心理问题有待解决,如不注意活动容易导致肌肉萎缩、关节粘连、骨质疏松、营养不良、各种感染(肺炎、尿道感染、褥疮等)等多种并发症。因此,对于长期卧床患者,为提高患者预后效果,避免这些危害的发生,有能力的患者应尽量减少卧床时间,及早开始进行肢体轻微运动,或是进行坐位、站位的锻炼。(表 3-26)

表 3-26 长期卧床和缺乏活动对身体的不良影响

系统	影响
肌肉骨骼系统	失用性肌萎缩、肌力减退、挛缩、骨质疏松
心血管系统	直立性低血压、心血管功能减退、血浆容积减少、血栓栓塞现象出现
皮肤及皮下组织	压疮
呼吸系统	潮气量及每分通气量减少、咳嗽及气管纤毛活动减少、横膈活动减弱、坠积性肺炎
消化系统	便秘、食欲减退
神经系统	情绪低下、抑郁、焦虑、定向力下降
泌尿生殖系统	尿结石形成、尿路感染

续表

系统	影响
代谢	负氮平衡,负钙平衡,负硫、磷平衡
内分泌系统	甲状旁腺激素生成增加,雄性激素、精子生成减少
认知与行为	焦虑、抑郁、认知能力减退

六、实验案例与讨论

【案例】 患者,男,25 岁,因"车祸致胸 1、2 椎体压缩性骨折伴不全瘫 1 个月"入院。入院前 1 个月因车祸致胸 1、2 椎体压缩性骨折、左胫腓骨骨折、右股骨干骨折、脾破裂、脑震荡在他院治疗;入院时,大小便失禁,左下肢石膏固定。体格检查:体温 37.5℃,脉搏 87 次/分,血压 123/78 mmHg,血浆白蛋白 31g/L,消瘦,嗜睡,四肢无力,不能自行翻身,骶尾部有一 4cm×5cm 的褥疮,深Ⅱ°。表面有黄色分泌物,无新鲜肉芽生长。

【问题1】 总结案例中患者已出现的因长期卧床而产生的不良影响有哪些?

【问题2】 根据患者的病情恢复情况,拟定患者的运动康复方案和方法(包括被动运动方案、主动运动方案)。

【问题3】 长期卧床患者在治疗和康复过程中需注意哪些方面的问题?

(何 江)

实验三十五 成瘾性行为的个体行为矫正方案设计

一、实验目的

通过本实验使学生掌握成瘾性行为的个体行为矫正理论、方法以及矫正实施步骤。

二、实验学时

2 学时。

三、实验方法

本次实验在学生学习了心理治疗和心理咨询的相关理论知识的基础上,让学生采用案例分析、观看影视材料并讨论,课后,根据案例中咨询者成瘾性行为形成的原因及其生理、心理和社会因素的变化,为其设计适合的成瘾性行为矫正方案,作为实验报告提交给带教老师。

四、实验要求

(1) 实验背景知识与技能要求:让学生了解巴甫洛夫的实验研究和经典条件反射理论及华生的行为主义理论的内容;掌握厌恶疗法及思维阻断疗法的实施步骤;掌握认知行为治疗方法;参考阅读《人格与成瘾》、《行为矫正原理与方法》两本书上的相应内容。

矫正治疗注意事项:

1) 使用厌恶疗法时,注意使用厌恶疗法的目标行为必须单一;注意施加厌恶刺激的时间,使厌恶体验与不良行为同步;建立条件反射,在消除不良行为的同时形成适应行为。

2) 使用认知行为治疗法时,注意帮助当事人建立认知性干预渴求的措施;注意帮助当事人建立行为上的干预渴求的措施;注意帮助当事人克服负性情绪。

（2）实验准备要求:案例分析用演示文稿、橡皮圈。

（3）以小组的形式,分组讨论案例。

（4）实验报告要求:根据实验给出的案例,提交为两案例咨询者设计的行为矫正方案。

五、实验背景知识

药物成瘾是一种强烈地渴求并反复地应用药物,以获取快感或避免不快感为特点的一种精神和躯体的病理状态。

药物成瘾已经成为现代严重的社会问题,药物依赖者并非出自医疗或营养的需要,而是为了满足嗜好,为了避免停药带来的躯体不适反应,不得不持续性或周期性的长期用药而欲罢不能。

药物成瘾主要有三个特征:第一,对药物的心理依赖,服药使个体产生了特定的心理体验,通常是一种心理上的快感。第二,对药物的生理依赖,即服药个体的中枢神经系统产生某种生理、生化改变,反之,若体内没有这种药物存在或其浓度低于某一水平,就会有不适的躯体反应。第三,个体对药物产生耐受性,即服用的药量必须逐渐加大,才能达到与原来相同的效应。由此可见,在药物成瘾过程中,有生物学因素,也有心理学因素,而一些社会因素导致药物成瘾也是不可忽视的。

常见的药物依赖主要有以下几种:①阿片类,如吗啡、海洛因;②大麻;③可卡因类;④苯丙胺类;⑤镇静催眠药和抗焦虑药类;⑥致幻剂类;⑦有机溶剂类。

除药物外,生活中许多行为都会出现成瘾问题,如网络成瘾。因此,学习和掌握成瘾性行为的个体行为矫正理论、方法以及方案设计,对临床医学生有十分重要的意义。

六、实验案例与行为矫正方案设计

【案例一】　患者,男,41岁,高中教育程度,社会经济地位较差,已婚。观察到的情况:双手带铐、面青唇白、体形消瘦、双手腕满布针眼、流泪、流鼻涕、全身不停地抖动、躁动不安、傲慢不拘、言语粗鲁,始终不肯服从强制戒毒判决,拒绝配合生理脱毒治疗。

来访者自述:自己的毒瘾非常深,被关押前有混用冰毒。近来心情总是非常烦躁,很坏,有打人摔东西的冲动,头脑一直有乱七八糟的想法,克制不去想,但是没有办法。骨头里好像有千万只蚂蚁在爬,没有地方放,浑身痛,非常难受。戒毒药对自己根本没有用,现在只想出去,一刻也不想再待在戒毒所。我只想用毒品来麻醉自己。如果不让出去,真的会自杀的,反正活着也没什么意思。

既往生活史与当前生活情景:求助者是家中的独子,父母平时工作很忙,很少管教儿子,但对儿子的要求有求必应。平时不爱读书,勉强上到高一就辍学。曾非法开了一家大型的赌场,物质上极为富足,为了寻求刺激,吸食海洛因,并从单纯用海洛因到混用冰毒。1999年被处强制戒毒一次,出所后继续复吸。在强制戒毒脱毒区内大吵大闹,多次以自杀相要挟,情绪不稳定。

【问题1】　请分析讨论患者出现毒瘾的生理、心理以及社会原因。

【问题2】　请为患者制定适合他的药物成瘾性行为矫正方案。

【案例二】　患者,男,17岁,独生子,初三刚毕业学生。个人成长史:身体健康,无精神病史。母亲在当地做生意,收入丰厚,生活无忧。精神状况:性格开朗大方,认知、自我意识健全。社会功能:沉迷上网,影响正常学习和生活。个人陈述:2006年刚上初一时的患者偶然听班级同学谈时下流行的网络游戏,感觉自己对此知之甚少,便开始接触各类游戏。时间一长,患者便沉迷网络游戏之中。半年后引起父母警觉,对其上网进行控制。开始管教还有效,后来其上网行为严重,管教无效,通宵上网,为上网撒谎、逃学,经常夜间偷偷起床去上网。一旦不上网,便出现焦躁、抑郁等网络痴迷症状,成绩一落万丈。同时,亲子矛盾不断升级,同学关系紧张。

【问题1】 网络成瘾的常见原因有哪些?分析讨论患者网络成瘾的主要原因。

【问题2】 为患者制定适合的行为矫正方案。

(庹安写 邓 冰)

实验三十六 放松疗法的情景模拟实验

一、实验目的

通过本实验使学生进一步掌握心理治疗的相关理论知识,了解放松训练方法的操作步骤、实施过程、适用范围及具体操作。

二、实验学时

2 学时。

三、实验背景知识

放松训练方法是一种通过训练有意识地控制自身的生理心理活动、减低唤醒水平、改善机体紊乱功能的心理治疗方法。

原理:放松训练方法具有良好的抗应激效果。研究表明,进入放松状态促使向营养性系统功能增高,表现为全身骨骼肌张力下降,呼吸频率和心率减慢,血压下降,并有四肢温暖,头脑清晰,心情轻松愉快,全身舒适的感觉。

放松训练方法主要有三种:呼吸放松法、肌肉放松法、想象放松法。

1. 呼吸放松法 是指一种通过呼吸调节来缓解紧张情绪的方法。

操作要领(按次序):①安静,让心静下来;②用鼻孔慢慢地吸气,想象"气从口腔顺着气管进入到腹部",腹部随着吸入的气的不断增加,慢慢地鼓起来;③吸足气后,稍微屏息一下,想象"吸入的氧气与血管里的浊气进行交换";④用口和鼻同时将气从腹中慢慢地自然吐出,腹部慢慢地瘪下去;⑤睁眼,恢复原状。

如要连续做,可以保持入静姿态,重复呼吸。

这种呼吸方式称为腹式呼吸。呼吸放松的特点是见效快。在紧张时,只要进行深呼吸2~3次,就可以起到放松的作用。

2. 肌肉放松法 肌肉放松法方法较多,而渐进性肌肉放松法是目前应用最广的一种放松训练,由美国生理学家雅各布森(Jacobson)创建,非常适用于"初学者"。Jacobson发现通过肌肉紧张和放松的转变可明显降低肌肉的张力。患者在学会感受肌肉紧张和放松的区别的前提下,随着肌张力的下降,患者将体验到深度的放松。现在广泛使用的放松训练涉及16个肌群,一般每次训练20~30分钟。

3. 想象放松法 想象放松法主要通过唤起宁静、轻松、舒适情景的想象和体验,来减少紧张、焦虑,控制唤醒水平,引发注意集中的状态,增强内心的愉悦感和自信心。如,想象自己躺在温暖阳光照射下的沙滩,迎面吹来阵阵微风,海浪有节奏地拍打着岸边;或者想象自己正在树林里散步,小溪流水,鸟语花香,空气清新。

这种技术首先要求采取某种舒适的姿势,如仰卧,两手平放在身体的两侧,两脚分开,眼睛微微闭起,尽可能地放松身体。慢而深地呼吸,想象某一种能够改变人的心理状态的情境。尽可能使自己有身临其境之感,好像真的听到了那儿的声音,闻到了那儿的空气,感受到了那儿的沙滩和海水。练习者身临其境之感越深,其放松效果越好。

成功地利用想象来放松的关键在于:①头脑里要有一种与感到放松密切相联系的、清晰的处境;②要有很好的想象技能,使这种处境被心理上的"眼睛"看得很清楚,并进入放松的状态。

四、实验内容、方法与步骤

本实验在学生学习了心理治疗和心理咨询的相关理论知识的基础上,让学生收集案例并课堂报告、课堂练习、最后进行情景模拟实验。

(1)以小组的形式,分组讨论案例报告。

(2)每个小组推选一名组长,由组长协调全组人员,带领全组进行案例讨论,实验结束后,推选一名同学作总结。

(3)进行放松模拟实验:在进行部分放松训练之前,给予必要的动作示范,并引导学生体会自身感觉上的变化。

(4)让每个学生分享其个体的放松体验。

(5)老师进行最后的总结。

五、实验要求

1. 让学生预先阅读下列文献 ①魏春香、杜延明.顺序肌肉收缩放松法用于惊恐障碍病人的效果探讨.护理学杂志综合版,2004年12月第19卷第23期;②侯永梅,胡佩诚.渐进性肌肉放松在临床治疗应用中的研究与进展.中国组织工程研究与临床康复,2008-02-12第12卷第7期;③王开辉、姚力萍、王金法.生物反馈放松疗法消除飞行疲劳49例分析.临床军医杂志,2005年4月第33卷第2期。

2. 实验背景知识与技能要求 让学生了解放松训练的原理假设、适用范围、运用方法及实施步骤。

3. 实验准备要求 课堂报告用演示文稿。

4. 实验报告要求 提交实验设计。

六、实验案例与情景模拟练习

【案例】 小红是一名大学生,一次课堂发言时,由于准备不充分,加上那两天肠胃不适,发言的时候,她忘记了一段内容。当时她心跳很快,手心发凉并出冷汗,胃隐隐作痛,肌肉紧张。她体验着紧张,并且心里想:每个人都能看到她的紧张。这种想法使得她更加紧张,直到发言完毕回到座位时,她才感觉好点。这以后,只要想到课堂发言,她就开始担心、紧张,感到课堂发言是很可怕的事情,每次老师提问请同学发言时,她就紧张得心跳加快,手心直冒冷汗。因为害怕课堂发言,她尽量不选有课堂发言的课程学习。为此她很苦恼,她真希望自己能够大方、自然地在课堂上发言。

【问题1】 请两名同学分别扮演小红及心理咨询师进行以放松为主要治疗方法的心理干预。

【问题2】 请同学们点评一下情景模拟中"心理咨询师"的处理是否到位？有哪些需要改进的地方？

（庚安写　邓　冰）

实验三十七　医学晤谈技能情景模拟实验

一、实验目的

通过运用考试焦虑案例的医学晤谈技能情景模拟实验和对示教案例的学习，使学生理解并掌握医学晤谈的常用技能。

二、实验学时

2 学时。

三、实验方法

本实验首先运用头脑风暴法收集学生关于热情、尊重、真诚、共情等建立晤谈关系理念的理解情况信息，在此基础上，运用空椅子技术让学生体验医学晤谈的常用技巧，并通过对一个晤谈案例的了解与现场模仿，使学生了解并掌握医学晤谈中基本的理念与常用技能运用，并了解系统脱敏疗法的基本运用。

四、实验要求

1. 实验背景知识与技能要求　要求学生了解并掌握医学晤谈的常用的技能。

2. 实验准备要求　主要实验场所的环境、实验案例材料、实验用桌椅等。

3. 实验报告要求　实验完成后学生上交实验报告。

五、实验操作

（1）运用头脑风暴法收集学生对热情、尊重、真诚、共情等建立晤谈关系理念的理解情况信息，根据学生的具体情况有针对性的讲述如何进行晤谈理念理解，提高学生的理解水平。

（2）运用模拟技术让部分学生体验医学晤谈中常用的晤谈技能的运用。（运用相关的晤谈案例）

（3）选取两个学生在熟悉晤谈材料的基础上，对晤谈材料中晤谈者与被晤谈者的角色进行现场模拟。并交换角度从而体验不同角色的心理状态。

（4）老师对现场模拟情况进行评述，指出晤谈中不当与正确之处，并总结整个实验情况。

（5）对撰写实验报告的格式与内容进行介绍，并提出具体的要求和完成时间。

六、实验背景知识

头脑风暴法是由美国创造学家 A·F·奥斯本于 1939 年首次提出、1953 年正式发表的一种激发性思维的方法。此法经各国创造学研究者的实践和发展，至今已经形成了一个发明技法群，如奥斯本智力激励法、默写式智力激励法、卡片式智力激励法等。

头脑风暴法可分为直接头脑风暴法（通常简称为头脑风暴法）和质疑头脑风暴法（也称

反头脑风暴法)。前者是在专家群体决策尽可能激发创造性,产生尽可能多的设想方法,后者则是对前者提出的设想、方案逐一质疑,分析其现实可行性的方法。

(一)头脑风暴法的机制

第一,联想反应。联想是产生新观念的基本过程。在集体讨论问题的过程中,每提出一个新的观念,都能引发他人的联想。相继产生一连串的新观念,产生连锁反应,形成新观念堆,为创造性地解决问题提供了更多的可能性。

第二,热情感染。在不受任何限制的情况下,集体讨论问题能激发人的热情。人人自由发言、相互影响、相互感染,能形成热潮,突破固有观念的束缚,最大限度地发挥创造性地思维能力。

第三,竞争意识。在有竞争意识情况下,人人争先恐后,竞相发言,不断地开动思维机器,力求有独到见解,新奇观念。心理学的原理告诉我们,人类有争强好胜心理,在有竞争意识的情况下,人的心理活动效率可增加50%或更多。

第四,个人欲望。在集体讨论解决问题过程中,个人的欲望自由,不受任何干扰和控制,是非常重要的。头脑风暴法有一条原则,不得批评仓促的发言,甚至不许有任何怀疑的表情、动作、神色。这就能使每个人畅所欲言,提出大量的新观念。

(二)头脑风暴法的原则

(1)庭外判决原则:对各种意见、方案的评判必须放到最后阶段,此前不能对别人的意见提出批评和评价。认真对待任何一种设想,而不管其是否适当和可行。

(2)欢迎各抒己见,自由发言:创造一种自由的气氛,激发参加者提出各种荒诞的想法。

(3)追求数量:意见越多,产生好意见的可能性越大。

(4)探索取长补短和改进办法:除提出自己的意见外,鼓励参加者对他人已经提出的设想进行补充、改进和综合。

(5)循环进行。

(6)每人每次只提一个建议。

(7)没有建议时说"过"。

(8)不要相互指责。

(9)要耐心。

(10)可以使用适当的幽默。

(11)鼓励创造性。

(12)结合并改进其他人的建议。

(三)头脑风暴法的流程

(1)对所有提出的设想编制名称一览表。

(2)用通用术语说明每一设想的要点。

(3)找出重复的和互为补充的设想,并在此基础上形成综合设想。

(4)提出对设想进行评价的准则。

(5)分组编制设想一览表。

七、实验示教案例

(一)一般资料

【案例】 小余,女,12岁,五年级学生,性格内向。独生女,足月剖宫产,其母身体健康,孕、产期哺乳期未服用特殊药物。9个月会说话,12个月会走路,2岁半上幼儿园,能说会道。12岁9个月来月经,周期稳定,身体健康,未患过重大疾病。进入小学后学习成绩一直不好,在校老师和同学都不喜欢她。由于父母忙于经营服装店,入学前与爷爷奶奶居住在一起。入学后与父母同住,父母关系好,身体健康。

小余就诊时情绪低落,烦躁不安,遇到考试,胸闷、出汗,无法答题。与同学讨论问题、被人观察都感到害怕。

家里三口人,父母经营一服装店生意,经详细询问、调查,父母无人格障碍及其他神经症性障碍,家族无精神疾病历史。

(二)主诉和个人陈述

主诉:由于考试失败导致焦虑而咨询。

个人陈述:白天忧心忡忡、坐立不安、头晕头痛,晚上多梦纷扰,总是担心单元考试考不好,担心小学毕业考试考不好。看书复习时,有时会突然感到一阵莫名其妙的心烦胸闷。不敢与人讨论问题,害怕教师的批评,害怕被别人观察。前段时间单元考试时,一进教室就开始心慌气短,考试时,胸闷、气促、出汗,根本无法答题,会做的题都不会做了,最后晕倒在考试现场。现在一提起考试就情绪低落,惊慌,害怕,担心。

(三)观察和他人反映

身体和智力均发育正常,情绪低落,意识清楚,讲话声音清晰,言语流利,无幻觉、妄想,无智能障碍,自知力完整,有明确的求助要求。从进入咨询室到叙述完毕,都表现得比较自如,但在谈及学习、考试事情时,情绪明显烦恼和焦虑。

妈妈反映:小余从小文静秀气、内向,上幼儿园时很讨人喜欢。上学后成绩不理想,家长指责、失望,同学们耻笑,自己觉得对不起家长,害怕与小朋友们接触。平时作业完成得不错,上课听讲也认真,但是一遇到考试就心烦意乱,坐立不安,害怕考不好,不敢去考试,性格变得越来越内向,不愿意与人进行交流。

(四)评估与诊断

评估:考试焦虑症倾向。

评估依据:

有焦虑的情绪体验,其基本内容是对考试的担心和害怕。

有植物性神经功能紊乱的症状,表现为出现惊慌,胸闷、出汗。

有运动性不安,表现在坐立不安。

这些症状持续的时间已有一年多,故符合焦虑性神经症的诊断。

鉴别诊断:

(1)与精神分裂症相鉴别:根据病与非病的三原则,小余的知、情、意是统一的,对自己的心理问题有自知力,有主动求医的行为,无逻辑思维的混乱,无感知觉异常,无幻觉妄想等精神病的症状,因此可以排除精神病。

(2)与抑郁症相鉴别:小余虽有情绪低落,但不是主要症状,也没有兴趣缺乏、自罪自责、自杀意念等症,因此可排除抑郁症。

(3)与恐惧症:焦虑症和恐惧症都以焦虑为核心症状,但两者不同。形成恐惧症的焦虑是由特定的物体或处境引起的,为了减轻焦虑有回避行为。焦虑症的焦虑是没有明确客观对象和具体观念内容的提心吊胆和恐惧不安的心情。

（五）原因分析

1. 生物学原因

（1）求助者 12 岁,性格内向,心灵容易受到伤害,且内容容易泛化。

（2）医院检查没有器质性病变。

2. 社会原因

（1）家长有着高期望值。

（2）经历了对小余来说刺激强度较大的负性生活事件,自信心严重受挫。

3. 心理原因

（1）个性因素:对考试认识不到位。

（2）持久的负性情绪记忆:考试失利事情一直困扰着自己。

（六）咨询目标

（1）具体目标:接纳别人,相信自己,了解焦虑情绪的来源,学会管理自己的情绪,消除焦虑。

（2）近期目标:消除小余害怕与人交流、被人观察的焦虑。在日常生活中适当运用放松技术或积极的自我对话,以降低焦虑水平,增强其自信心,降低考试焦虑的程度。

（3）长远目标:形成正确的人生观和价值观,提高有效处理各种挫折的能力;增强自信心,提高社会适应能力,促进求助者的心理健康和发展,达到人格完善。

（4）最终目标:消除小余考试失败的焦虑,形成健康的心理状态。

（七）咨询方案

1. 咨询方法 系统脱敏法,让求助者用放松取代焦虑。

2. 系统脱敏法的原理 让一个可以引起微弱焦虑的刺激,在求助者面前重复出现,同时求助者以全身放松予以对抗,从而使这一刺激逐渐失去了引起焦虑的作用。

（八）咨询过程

咨询过程分三个阶段,第一阶段是心理评估和诊断阶段,建立咨询关系,收集资料,进行心理诊断测量,确定咨询目标;第二阶段是咨询治疗阶段,首先帮助求助者分析问题,增强自信心,其次通过系统脱敏法,改变其对考试失败的焦虑;第三阶段是巩固阶段,不断完善求助者人格,提高心理健康水平。

心理评估和诊断阶段。

1. 第一次和第二次咨询

目的:收集小余的一般资料,建立咨询关系,进行心理诊断测量,确定咨询目标。

方法:在咨询开始时,充分尊重小余,通过开放性问题、半开放性问题及封闭性问题主动地收集小余的详细资料;通过倾听、共情、积极关注,让小余尽情倾诉,与小余建立良好的咨询关系,并完成心理测验。

2. 第三次咨询

目的:①建立积极认知,增强自信心。②学会放松。

方法:会谈、行为放松训练、积极自我暗示。

过程:回忆自己考试考好的情况有多少次,写在纸上。

行为放松训练:指导小余练习放松训练,让小余靠在沙发上,全身各部位处于舒适状态,双臂自然下垂或搁置在沙发扶手上。让小余想象自己处于令人轻松的情境中,例如,静坐在湖边或者漫步在一片美丽的田野上,使其达到一种安静平和的状态。然后,咨询师用轻、柔、愉快的声调引导求助者依次练习放松手臂、头部、躯干、下肢的顺序,重点强调肌肉放松。训练一次,10~15分钟。无论何时,当出现紧张状态时,都去放松,通过肌肉的行为放松从而达到心理放松。4~5次的会面时间里教会小余放松,并请小余每天用10~15分钟练习。

布置家庭作业:

回忆自己考试考好的情况有多少次,写在纸上。

回去后按照咨询师所教方法放松。

3. 第四次咨询

目的:①积极认知,增强自信心。②建立焦虑事件等级。

方法:会谈、行为放松训练。

过程:建构焦虑等级。

在咨询师的帮助下,小余建立了关于考试焦虑、害怕被他人观察、害怕与人讨论问题的焦虑等级。其中关于被他人观察焦虑等级表如下:

被父母观察(50分)

被老师观察(40分)

被同学观察(30分)

被好朋友观察(20分)

被陌生人观察(10分)

同时建构考试焦虑等级表和害怕与人讨论问题焦虑等级表。

4. 第五至十次咨询

目的:通过系统脱敏治疗依次解决小余被人观察、与人讨论问题、考试焦虑的症状。

咨询师首先让小余想象一个中性的情境,然后让她想象等级列表中最轻的恐惧情境想象脱敏。

通过想象唤醒小余被人观察的焦虑状态,评估焦虑水平,然后运用放松技术进入放松状态,再次评估焦虑水平,直至焦虑水平达到最低值为止,每次可进行1~3个等级,视情况而定。

咨询师:现在开始放松,当你感觉全身肌肉已经放松之后,伸出右手食指告诉我。

小余:(3分钟后伸手示意)

咨询师:好,现在我要求你想象一些场面,你想象得越清晰越好,它们可能会干扰你放松,如果你感到焦虑,你随时可以告诉我。如果你已经清楚地想象出一个场面,举起你的右食指让我知道。首先,你想象自己在你们教室门前的走廊上,你看到操场上,有的同学们打着排球,有的同学互相说笑着,你听到了他们开心的笑声。

小余:(过了几秒钟,举手示意)

咨询师:停止想象那个场面。在你想象的时候,你的焦虑增加了多少?

小余:一点也没有。

咨询师:现在注意力放回到放松上。(重复放松指示)

咨询师:现在想象到操场上有两个陌生学生看着你。

小余:(20秒后,举手示意。等待5秒)

咨询师:停止那个场面。焦虑增加了多少?

小余:大约 5 分。

咨询师:现在继续想象那个情境。

(在第二次想象中焦虑分数是 0 分。处理完等级表的第一项,可以进入第二项)

……

经过脱敏治疗后,小余能够在放松状态下想象被人观察的焦虑等级表的所有项目。在实际情境中也可以放松了。之后,咨询师用同样的方法解决了小余的其他焦虑问题。

巩固与结束阶段。

5. 第十一次咨询 复测相关心理测验量表,并与咨询前对照。与小余会谈。

(九) 咨询效果评估

小余自我评价:不再害怕与人交流、讨论问题,不怕被人观察,不再害怕老师的批评,对考试基本能以平常心对待了。

通过回访和跟踪,小余的焦虑症状明显减轻,自信心增强,咨询基本达到预期目标。

(十) 咨询总结

在本案例中,咨询师全面地掌握了小余的基本情况,与小余建立了良好的咨询关系,赢得了小余及其父母的信任,得到了小余及其父母很好的配合。针对小余的成长经历、性格特点以及其他情况,在咨询过程中用系统脱敏法消除小余考试焦虑情绪和行为,取得了良好的咨询效果。

【问题 1】 医学晤谈中常用的交流技巧?

【问题 2】 医学晤谈主要包括哪些过程?

(王加好 邓 冰)

第三节 群体预防策略

实验三十八 社区诊断实例分析

一、实验目的

社区诊断(community diagnosis)是社区卫生服务工作开展的基础和前提。通过正确的社区诊断,可以掌握社区的健康问题及其需求,从而制定出切实可行、富有成效的卫生服务计划。

通过本实验,要求学生掌握社区诊断的工作程序,熟悉社区诊断的目的、意义和诊断要点,了解社区诊断报告的撰写格式,为从事社区卫生服务工作奠定基础。

二、实验学时

3 学时。

三、实验方法

本实验采用课堂讨论的方式进行。带教老师首先组织学生学习社区诊断的基础知识,介绍一个社区诊断实例,围绕案例提出的问题进行讨论;然后,教师随机点 5~8 名学生进行总结;最后,教师点评整个讨论。

四、实验要求

1. 实验准备 教师提前 1 周布置实验,要求学生课前预习本实验指导,复习社区诊断相关知识。

2. 实验分组 一般每 6~10 名学生一个小组。

3. 讨论要求 相关知识讨论要围绕基础知识提出的问题进行,学生要表明自己的观点,并提供依据。教师在讨论中把握讨论的进度和方向。

4. 学时分配 课堂讨论 2 学时,总结与点评 1 学时。

5. 实验报告要求 记录案例讨论结果,撰写讨论后小结及反馈意见。

五、背景知识

社区诊断是社区卫生工作人员运用社会学、流行病学、统计学和管理学等研究方法对社区健康相关因素和疾病状况进行调查和分析,对社区人群健康状况和主要公共卫生问题进行判断的过程。

1. 社区诊断的目的

(1) 确定社区的主要健康问题及排列顺序。

(2) 分析社区健康问题产生的可能原因及影响因素。

(3) 明确社区居民的卫生服务需求。

(4) 了解并评价社区卫生资源现状。

(5) 根据社区居民意愿、资源可利用状况等,确定问题解决的优先顺序。

(6) 制定符合实际需要的社区卫生服务工作规划,评价执行情况及效果。

2. 社区诊断的内容

(1) 社会学诊断:包括社区特征(社区类型、地理位置、自然资源及风俗习惯;人口学特征)人口数量、人口的构成、人口增长率及变化及发展趋势;经济状况(人均收入和消费支出构成、医疗费用支付方式和比例)。

(2) 流行病学诊断:疾病死亡情况(传染病、慢性病等的死亡率、死因构成和死因顺位);居民疾病现患情况;疾病负担状况;社区特殊健康问题(损伤与中毒情况、居民生活质量、心理健康状况等);卫生服务需求与群众满意度。

(3) 行为和环境诊断:居民关于慢性病的知识、态度和行为现状;常见与慢性病有关的危险因素分布现状(吸烟、饮酒、不合理膳食、不参加体育锻炼等);自然环境(地形、地貌、自然植被、气象、生态等);工作和生活环境(居住条件、卫生设施、饮用水等)。

(4) 教育和组织诊断:社区行政管理组织、机构及其功能分工;教育与文化环境(风俗习惯、受教育水平);卫生服务机构与人员现状分析(医疗服务机构、卫生防疫机构等)。

(5) 管理和政策诊断:现有社会经济发展政策;现有卫生事业发展和改革政策;现有社区卫生和发展政策;现有和需要制定的慢性病防治政策;目前政策和管理状况中存在的问题(政策的受益面及实际覆盖面,受损面及可能原因);卫生系统内部的政策和管理问题。

六、实践案例与讨论

【案例】 某市 2011 年把青龙区的盘龙街道列为全市社区卫生服务改革综合示范点,为进一步加快示范点的建设步伐,更好地发现并确定社区主要健康问题及危险因素、分析并提出社区需要优先解决的卫生问题,同时也为制订社区卫生服务规划提供科学依据,社区卫生工作人员拟于 2012 年下半年对该社区开展社区诊断工作。

【问题1】 社区诊断的工作如何开展？

盘龙社区卫生服务中心的工作人员在市、区卫生行政部门的大力推动和支持下，联合该市医科院校的公共卫生学院成立了社区诊断项目组，并根据项目的流程成立相应的小组：资料收集组、居民调查组、质量控制组、技术督导组及汇总统计组，分别选取有相关经验的人员作为负责人。项目组共同讨论了本次社区诊断的范围、时间，制订了实施方案，进行了人员培训，准备开始社区诊断工作。

【问题2】 社区诊断项目组制定的实施方案具体应该包括哪些内容？你认为除了上述内容外，社区诊断的设计准备步骤中还需要做哪些工作？

资料收集组开始了对现有资料的收集，在卫生部门、劳动和社会保障部门、财政部门、统计部门、公安部门、计划生育部门等政府行政部门，医院、防疫站、妇幼保健站、等卫生服务机构，医学院校、研究所等学术部门以及新闻媒体等其他部门的配合下，小组获得了统计报表、经常性工作记录（如病历记录、居民健康档案、卫生监测记录）以及既往检查资料等"第二手资料"。

【问题3】 收集现有资料除了解社区一般情况外，还应包括哪些内容？

辖区内有 7 个行政社区，下属 21 个居委会中随机抽出 7 个居委会，每个居委会抽取 135 户，共 945 户家庭，合计 2584 名居民为调查对象，居民调查组开展了关于居民健康、服务对象满意度以及社区卫生服务机构的专题调查，进行了定性资料和定量资料的收集。服务对象满意度的调查主要包括：服务对象的基本资料（性别、文化程度、职业、医疗费用支付方式等），满意度调查资料（对卫生服务机构、服务质量、服务人员、候诊时间、就医环境等的满意情况），其他相关资料（对卫生服务的投诉意向、方式，建议和意见等）。社区卫生服务机构的调查主要包括：社区卫生服务机构概况（所有制形式、房屋设施、床位设置、主要设备资源等），社区卫生服务机构科室设置与卫生人力分布（人员总数、卫生技术人员数，职称、学历、专业分布等），社区卫生服务机构的服务项目和能力，社区卫生服务机构基本医疗和公共卫生服务供给情况，社区卫生服务机构收入与支出情况。

【问题4】 专题调查中，常用的定性资料和定量资料的收集方法有哪些？各有什么优缺点？

汇总统计组将收集到的资料分为三类：社区环境资料、社区居民健康资料以及社区卫生服务资源资料。分析之前需要对收集到的资料进行质量评价工作，通过不同途径核实，评价数据的可靠性，然后对资料进行整理，录入数据库并核查，根据资料的性质选择适当的统计分析方法。

【问题5】 定量资料与定性资料分别可采用哪些统计分析方法？

对相关健康数据进行分析，节选如下：

1. 社区基本情况 青龙区盘龙街道位于本市东南角，行政区域面积 3.5 公里，总人口约 5.2 万。辖区内政府机关部门 8 家，企事业单位 21 家，大专院校 10 家。其中一级医院 2 家、二级医院 1 家、三级医院 1 家，专业预防保健机构 2 家，民营医院等 4 家。

2. 社区人口学资料 常住人口 3.7 万，流动人口 1.5 万，共 16452 户；男性 26541 人（51.04%），女性 25459 人（48.96%），男女性别比为 1.04:1。以汉族为主，占 98.20%，其余有 8 个少数民族，共 936 人。社区居民年龄最小不到 1 岁，最大 101 岁，平均年龄 40.52 岁，其中 18~40 岁的青壮年人口占 32.50%。60 岁以上老年人口 6524 人（12.55%），其中男性

765（30.70%）人，女性 4521（69.30%）人。18 岁以上人口的文化程度，以高中学历者为最多，占 21.50%；其次是大学本科及以上学历，占 29.5%。18 岁以上被调查对象排名前 3 位的职业是专业技术人员、商业服务业人员、机关事业单位工作人员。共有持证残疾人 987 人（1.89%），低保特困 145 户、420 人，其中有特困补助的有 11 户、19 人。

（一）社区人群健康状况

1. 危险因素及不良生活方式情况 2584 名调查居民中，18 岁及以上成年人中吸烟者有 370 人，占 18 岁及以上社区居民的 21.7%；平均烟龄为 19.85 年，最长烟龄的有 75 年。经常饮酒的有 181 人，占总调查人数的 6.97%，平均酒龄为 17.4 年，最长的为 68 年。经常参加体育锻炼 1344 人（52.01%），运动项目以爬山、太极拳和慢跑为主，占总参加锻炼人数的 65.21%。有 8.91% 的人不能保证每天早上都吃早餐；21.5% 的人口味重，喜欢吃比较咸的食物；11.0% 的人喜欢吃腌腊食品。每天的新鲜蔬菜摄入量平均为 375.4 克，新鲜水果摄入量为 215.6 克。能保证每天摄入 200 克以上奶及奶制品的人，占总调查人数的 47.56%。

2. 居民慢性病患病情况

（1）2011 年社区居民传染病报告发病人数、发病率：2011 年社区居民传染性疾病共发生 9 个病种 103 例，发病率为 198.08/10 万。发病居前 5 位的疾病为细菌性痢疾、肺结核、病毒性肝炎、手足口病、流行性腮腺炎。

（2）2011 年社区居民慢性病发病情况：本次调查发放问卷 2584 份，回收有效问卷 2325 份。患一种及以上慢性疾病的有 348 人，慢性病的患病率为 14.97%；患病率较高的慢性病前 5 位依次是：高血压、糖尿病、冠心病、慢性阻塞性肺疾患和慢性胃肠炎。

（3）2011 年社区儿童计划免疫和常见病患病情况：2011 年社区内共有常住儿童 2853 人，其中患有营养性贫血者 59 人，单纯性肥胖 142 人，患病率分别为 2.07% 和 4.21%。该年社区儿童卡介苗接种率为 98.78%，乙肝、脊髓灰质炎、百白破疫苗全程接种率为 91.22% ~ 95.25%。共调查儿童 142 人，有 69 人（48.59%）参加了儿童保健管理，其中有 28 人（40.58%）是在社区卫生服务机构接受的儿童保健管理，有 41 人（59.42%）是在医院接受的儿童保健管理。

（4）2011 年社区孕产妇保健情况：2011 年社区内共有户籍妊娠妇女 156 人，其中高危妊娠者 32 人，妊娠贫血者 7 人，高危妊娠和妊娠贫血的发生率分别为 20.51% 和 4.49%。调查孕妇 32 人，产妇 94 人，其中 72 人（57.14%）建立了孕产妇保健手册。在接受过孕期保健服务的孕产妇中，主要选择的医疗机构是市、区级妇幼保健院及综合性医院，仅 3 人到社区卫生服务机构进行孕期保健服务。

（5）老年人生活质量：调查居民中 60 岁以上的老年人有 647 人，其中男性 298 人（46.06%），女性 349 人（53.94%），其中 73.10% 与老伴或是与老伴和子女一起生活，12.50% 的独居。有 65.50% 的日常生活需要依靠药物或者医疗上的帮助；其中完全需要的有 71 人，占调查老年人的 10.97%。过去 1 年有 195 人（30.14%）进行了健康体检，主要的体检机构是医院。57 人（8.81%）觉得自己的健康状况很好，6 人（0.93%）觉得很差。

3. 2011 年社区居民死亡原因及顺位 社区居民 2011 年的总死亡率 8.23‰，婴儿死亡率为 5.25‰，占总死亡的 0.10%，全部为新生儿死亡；未发生孕产妇死亡。死因顺位前 5 位分别为恶性肿瘤（28.23%）、脑血管病（22.51%）、心脏病（17.21%）、呼吸系统疾病（12.11%）、损伤和中毒（4.79%）。

(二) 社区居民医疗保健需求调查分析

1. 医疗保障情况　有 631 人没有参加社会医疗保险,占总调查人数的 24.42%;参加了社会医疗保险的人群中,以城镇职工基本医疗保险为主,占 75.0%,购买大病医疗保险的占 4.5%;有 371 人购买过商业医疗保险,占总调查人数的 14.36%。

2. 就诊机构及满意度　被调查社区居民平时就诊最多的机构主要是三级综合或专科医院,其次是区医院或二级医院。采用方便程度、等候或排队时间、就诊环境和设备、设施、医务人员的服务、价格等方面反映社区居民的满意度,居民平均步行到社区卫生服务中心(站)时间 10~15 分钟,对社区卫生服务满意度为 76.50%。

(三) 社区卫生资源及利用状况

中心现有职工 42 人,其中卫技人员 37 人;医生 15 人,获省级全科医师合格证为 4 人;护理人员 11 人,医护比为 1.36∶1;防保人员 11 人。医护人员专业技术职称分布:高级 5 人,中级 8 人,初级 13 人;学历以大专及以上学历为主,占 53.85%,其次为中专及以下学历。该中心占地面积 360 m²,建筑面积 280m²,业务用房 720m²。去年共接待病人 8902 人次,开展家庭病床 4 人次,家庭诊疗 50 人次。

【问题6】　社区诊断的要点是什么?

【问题7】　本社区存在哪些主要的卫生问题? 依据及可能原因是什么?

【问题8】　如何确定优先干预项目? 可采取哪些干预措施?

社区诊断项目组根据资料的分析,由社区卫生服务中心工作人员组成社区诊断报告及社区卫生服务工作规划撰写小组,撰写过程中受到各级卫生行政部门领导的鼓励支持以及医学院校公共卫生学院老师们的耐心细致指导。

【问题9】　如何撰写社区诊断报告? 社区诊断报告应包含哪些基本内容?

【问题10】　社区卫生服务工作规划应包括哪些内容?

【问题11】　你认为社区诊断中最重要的环节是什么?

【问题12】　你认为社区诊断与临床诊断的异同点是什么?

(刘海燕)

实验三十九　社区健康促进计划制定模拟实验

一、实验目的及意义

社区健康促进(community health promotion)是指以社区为单位,通过健康教育和环境支持改变个体和/或群体行为、生活方式及社会影响,降低本地区发病率和死亡率,提高社区居民生活质量和文明素质的活动。

通过社区健康促进计划制定模拟实验,使学生掌握社区健康促进计划制定的原则和步骤;熟悉社区健康促进的概念,社区健康促进计划书的撰写,社区健康促进计划的类型。

二、实验学时

4 学时。

三、实验方法

本实验采用课堂讨论结合角色扮演的方式进行。带教老师首选组织学生学习社区健康促进计划制定的相关基本知识,围绕"六、实验内容(一)社区健康促进计划制定的相关问题与讨论"中提出的问题进行讨论。然后将学生分组,由各组学生根据课前准备的健康促进计划,在课堂上作模拟计划报告,并针对模拟计划中存在的问题展开讨论和总结。

四、实验要求

1. 实验准备　教师提前1周布置实验,要求学生①课前预习本实验指导,复习社区健康促进计划制定的相关理论知识。②通过查阅文献,自行选定一个社区健康促进的主题,模拟制定一个社区健康促进计划,以备在课堂上进行模拟计划报告。

2. 实验分组　一般每6~10名学生一个小组。

3. 讨论要求　围绕本实验中"六、实验内容(一)社区健康促进计划制定的相关问题与讨论"中提出的问题和报告的模拟计划中存在的问题进行,学生要表明自己的观点,并提供依据。教师在讨论中把握讨论的进度和方向。

4. 学时分配　相关知识讨论1.5学时,课堂模拟计划报告2学时,总结与点评0.5学时。

5. 实验报告要求　实验后提交某一主题的社区健康促进计划书,报告用演示文稿、课堂讨论后小结。

五、背景知识

1. 社区健康促进计划制定的原则

(1) 明确的目标:远期和近期目标均要明确。

(2) 重点突出,主次分明:重点必须突出,切忌面面俱到,以使有限资源得到最充分和合理的利用。

(3) 从实际出发:计划的制订建立在对社区作深入调查研究的基础上,根据社区实际的人力、财力、物力因地制宜进行。

(4) 统筹安排:强调社区各部门及居民的参与,群策群力。

(5) 效益第一:精打细算,遵循规律,考虑投入与产出。

(6) 灵活机动:留有余地,预先制订计划,提高应变能力。

2. 社区健康促进计划的类型

(1) 单纯活动型:健康教育讲座、健康咨询、健康知识展览、健康教育示范社区创建等。

(2) 研究型:社区健康教育现况研究、干预效果评价研究、典型调查。

(3) 规划型:为配合社区发展而制订的社区健康教育计划。

3. 社区健康促进计划要解答的问题

(1) 做什么?(内容、目标)

(2) 为什么做?(目的)

(3) 何时做?(活动日程)

(4) 在哪里做?(地点、范围)

(5) 谁做?(实施人员)

(6) 如何做?(方法、步骤、技术、所需设施、资料)

六、实验内容

(一)社区健康促进计划制定的相关问题与讨论

某社区拟制定慢性病健康促进计划,按以下步骤开展工作。

1. 社区需求评估

（1）健康问题分析:如该社区居民健康问题有哪些? 慢性病患病率有多高? 严重性? 对经济、社会发展的影响? 有效防治手段?

（2）健康相关行为分析:慢性病涉及的个体与群体;目标人群是哪些? 他们的行为现状以及不采纳健康行为的原因。

（3）环境与政策分析:社区的环境,如生产生活环境、经济状况、交通状况、风俗习惯等情况;社区现有相关政策、政策执行情况、政府重视程度等。

（4）目标人群分析:目标人群是谁?,这些目标人群在性别、年龄、教育程度、经济收入、民族、生活方式/习惯等方面有什么特征;是否有亚人群及其特征;对目标人群行为有直接影响的人及其特征;对项目有直接影响的人及其特征。

（5）资源分析:社区现有设备、技术、人员、经费等资源概况,在这些方面还具有哪些可开发的潜在资源。

【问题1】　社区需求评估的资料来源有哪些? 可采取什么方法获得?

2. 确定优先项目

（1）依据对人群健康危害的严重程度排序:根据社区居民所患慢性病的致残、致死率高低;疾病受累人群数量多少;与该疾病相关的危险因素分布情况;行为因素与疾病结局的关系是否密切进行严重程度排序。

（2）依据危险因素的可干预性排序:因素是否明确的致病因素;因素是否可测量的,可定量评价其消长;因素是否可以预防控制,且有明确的健康收益;因素的干预措施是否能够让干预对象接受,具有可操作性。

（3）按成本-效益估计排序:选择测算可得到较好效果和社会效益的项目。

（4）依据环境排序:将影响行为改变的环境因素进行划分:小环境(与个体关系密切)和大环境(与社会整体有关),大、小环境均利于行为改变时,均应作为优先干预对象。

【问题2】　同时存在多个主要健康问题时,应遵循哪些原则确定优先选择项目?

3. 确定计划目标

（1）制定目标:计划理想的最终结果,宏伟目标,计划提供总体努力方向;如通过本项目计划的实施,使社区居民的慢性病发病率降低至多少?

（2）制定指标:即具体目标。

1）要求:①SMART:S-具体、M-可测量、A-可实现、R-可信的,T-有时间性的;②4个"W"和2个"H":4个"W"--Who是谁? What实现什么变化? When多长时间内实现这种变化? Where计划实施的场所? ;2个"H"--How much变化程度多大? How to measure如何测量这些变化?

2）指标:①教育目标:为实现行为改变应该具备的知识、态度、信念和技巧,可反映近期干预效果:如实施该项目计划多少时间后,该社区居民对慢性病的知晓率提高到90%。②行为目标:计划实施后,干预对象特点行为变化指标,主要反映计划中期效果,例如实施该项目计划1年后,使社区居民55%能达到平均每天锻炼50分钟。③健康目标:干预对象健康状况改善情况的指标,反映计划远期效果。如执行该项目计划3年后,使社区中35岁以上居民高血压患病率由目前的21.9%下降到17.5%。

3）确定目标人群:分为一级、二级和三级目标人群。

【问题3】　一级、二级和三级目标人群分别指的是哪些人群?

4. 制定干预策略

（1）教育策略：增加目标人群卫生保健知识和技能，因地制宜并综合运用多种方法：①信息传播：如讲课、讲座、小组讨论等；②行为干预：如示范与模拟、观摩学习等；③社区组织方法：如社区活动等。

（2）社会策略：发展和运用政策、法规、规章制度，鼓励人们形成并巩固促进健康行为，规范和约束人们的危害健康行为。

（3）环境策略：改善和创造支持性环境，促进有益于健康行为的形成和巩固。

【问题4】 教育策略可通过哪些方法实施？

5. 安排教育活动日程

（1）健康教育场所：教育机构、卫生机构、工作场所、公共场所及居民家庭。

（2）教育干预框架结构："用什么方法"，"怎样干预"？

（3）教育活动阶段：调查研究阶段、实施准备阶段、实施阶段及总结阶段。

（4）组织网络与执行人员：建立健全组织实施机构和网络，立足于专业人员为主的基础上，广泛动员社会力量，形成合作伙伴，明确各项活动的执行者和参与者，保障计划实施的质量。

【问题5】 教育活动各阶段具体的工作内容有哪些？

6. 确定监测与评价方法 明确监测与评价内容、指标、资料收集方法、工具、时间、监测与评价人员。

7. 经费预算 分别测算各项活动所需费用，汇总预算。

【问题6】 如何撰写社区健康促进计划书？

【问题7】 如何进行社区健康促进计划的评价？

（二）社区健康促进模拟计划的制订与撰写

1. 社区健康促进计划的制定 学生根据分组自行选择某一内容作为社区健康促进计划制定的主题，围绕主题查阅相关资料，结合所学的医学知识和健康促进计划制定的相关理论，制定并撰写一个社区健康促进模拟计划。

2. 社区健康促进计划的介绍 运用各种形式（如演示文稿）在课堂上对所制定的社区健康促进计划进行介绍，由同学及老师对计划内容进行评价，包括：

（1）是否存在问题或不足：①计划的科学性；②技术的适宜性；③政策的支持性；④目标人群对策略活动的接受程度；

（2）如何改进？

3. 对模拟计划的讨论 主要包括：①模拟计划是否抓住了社区主要健康问题？②计划是否具有可行性？③存在哪些问题或不足？④预期目标是否符合实际？⑤具体如何改进？

4. 总结 讨论中存在的问题和收获。

5. 讨论后小结 根据计划制定及撰写过程中存在的问题，结合汇报后的讨论，撰写讨论后小结，包括：①准备及汇报阶段的困难及收获；②计划中存在的问题和不足之处；③对该种实验形式的意见和建议；④其他方面。

七、相关主题参考

（1）某社区高血压防治健康促进计划。

（2）某社区控制吸烟计划。

（3）某社区癌症预防健康促进计划。

（4）某社区肥胖防治健康促进计划。

（5）某社区冠心病预防健康促进计划。

（6）某社区预防脑卒中健康促进计划。

（7）某社区青少年青春期卫生保健健康促进计划。

（8）某社区预防儿童意外伤害健康促进计划。

（9）某社区母乳喂养健康教育计划。

（10）某社区预防骨质疏松症的健康促进计划。

（11）某社区老年人临终关怀计划。

（刘海燕）

实验四十　环境污染对健康的影响案例收集与报告

一、实验目的

通过学生自己对资料的查阅、汇集、整理及讨论，了解环境污染事件发生的原因；熟悉环境污染事件造成的危害；掌握相关环境污染事件的防治策略和措施。提高对环境问题和环境可持续发展重要性的理解。

二、实验学时

6 学时。

三、实验内容与方法

本实验要求学生利用课余时间查阅资料，收集国内外历史上和近期重大环境污染事件的相关内容，并整理成 PPT 的形式以备课堂报告。课堂上由各小组选出一位代表报告收集的案例，报告完后同学根据案例内容自由提问，而后由教师及同学组成的评分小组根据要求对案例的内容（占 40 分）、报告同学的表达（占 20 分）、回答问题情况（占 20 分）、幻灯制作情况（占 15 分）和报告占用时间（占 5 分）等五方面进行评分。通过本实验可加深学生对环境与健康关系的认识，引导学生关注环境问题及环境与健康的关系，并提高发现问题、分析问题和解决问题的能力。课后学生完成实验报告。

四、实验要求

1. 实验背景知识与技能要求　教师提前 1~2 周布置实验，要求学生利用课余时间，结合理论知识，通过网络、期刊等查阅国内外历史上和近期重大环境污染事件的相关内容。对搜集到的资料进行分析和整理后制作成 PPT 文件向全班同学进行汇报。通过本实验，要求学生对环境污染、环境污染物、环境对健康的危害等知识点的掌握，并学会关注环境问题，提高可持续发展的意识，同时学习 PPT 制作的基本方法。

2. 实验分组　根据班级人数，将学生分为 15~20 组。

3. 幻灯片制作要求　幻灯片应简洁明了，主题突出、内容丰富，能体现对环境问题及可持续发展问题的思考。幻灯片中须包含以下五个方面内容：①事件的发生情况：包括时间、地点及概况；②事件发生的原因：主要污染物、污染途径等；③事件造成的影响：对环境及人群的危害性；④从中获得的教训、如何防治；⑤今后如何避免类似的环境问题再次出现，怎样才能保持环境的可持续发展。汇报时间控制在 10 分钟左右。

4. 总结与点评要点 各小组汇报完后，先由 1~2 名同学对汇报的过程中的各方面进行当堂点评，以提高同学相互学习和总结的能力。课后教师对各组汇报的总体情况(汇报内容选择是否得当、主题是否突出、准备是否充分以及幻灯制作上存在的问题等)进行总结，待下次课时进行详细的点评，以提高学生搜集整理资料和制作幻灯片的能力。

5. 实验报告要求 本次实验报告是一次自我总结，请通过以下几方面对本次实验进行回顾和总结：①对环境与人类发展的关系有何新的认识？②如何进行文献资料的查阅？③是否掌握了 PPT 的制作方法？④不足之处。⑤其他。

五、实验背景材料

(一) 环境问题的由来与发展

从古至今，随着人类社会的发展，环境问题也在发展变化，大体经历了四个阶段：

1. 萌芽阶段(工业革命以前) 18 世纪中叶，英国工业革命 在人类发展史的最初阶段中，人类只是天然食物的采集者和捕食者，人类对环境的影响并不大，主要是利用环境，很少有意识地改造环境。随着农业和畜牧业的发展，人类改造环境的作用开始显现，环境问题也随之出现。如，大量砍伐森林、破坏草原、盲目开荒等引起的水土流失开始出现，水、旱灾害和沙漠化等日益威胁着人类社会的发展等。

2. 发展恶化阶段(工业革命至 20 世纪 50 年代) 工业革命大幅度提高了劳动生产率，扩大了人类的活动领域，提高了人类利用和改造环境的能力，但与此同时，也带来了新的环境问题。一些工业发达的城市和工矿区的工业企业，因排出大量废弃物，使环境污染事件不断发生。这一时期的典型事件如，1930 年 12 月发生在比利时马斯河谷的大气污染事件。

3. 环境问题的第一次高潮(20 世纪 50 年代至 80 年代以前) 20 世纪 50 年代以后，随着人口迅猛增加，城市化速度加快，工业发展不断加快和扩大，环境问题更加突出，震惊世界的公害事件接连不断。如，1952 年 12 月伦敦烟雾事件，1953 年日本水俣病事件，1955 年日本痛痛病事件。

4. 环境问题地第二次高潮(20 世纪 80 年代以后)

(1) 全球性的大气污染：温室效应、臭氧层破坏、酸雨。

(2) 大面积生态破坏：大面积森林被毁、草场退化、土壤侵蚀和沙漠化、生物多样性减少。

(3) 突发性的严重污染事件迭起：1984 年 12 月印度博帕尔农药泄漏事件；1986 年 4 月苏联切尔诺贝利核电站泄漏事件。

(二) 环境问题的实质

从环境问题的发展历程可以看出，人为的环境问题是随人类的诞生而产生，并随着人类社会的发展而发展。盲目发展，资源的不合理利用和过度开发是造成环境质量恶化和资源浪费、枯竭以及人类健康受损根本原因。

发达的资本主义国家实行高生产、高消费的政策，过多浪费资源、能源，应该进行控制；发展中国家的环境问题，主要是由于贫穷落后、发展不足和发展中缺少妥善的环境规划和正确的环境政策造成。只有处理好发展与环境的关系，形成可持续发展，才能从根本上解决环境问题。

(三) 环境可持续发展战略(Sustainable Development)

1. 可持续发展战略的提出 1972 年 6 月 5 日,第一次国际环保大会——联合国人类环境会议在瑞典斯德哥尔摩举行,世界上 133 个国家的 1300 多名代表出席了这次会议。这是世界各国政府共同探讨当代环境问题,探讨保护全球环境战略的第一次国际会议。会议通过了《联合国人类环境会议宣言》(简称《人类环境宣言》或《斯德哥尔摩宣言》)和《行动计划》,宣告了人类对环境的传统观念的终结,达成了"只有一个地球",人类与环境是不可分割的"共同体"的共识。这是人类对严重复杂的环境问题做出的一种清醒和理智的选择,是向采取共同行动保护环境迈出的第一步,是人类环境保护史上的第一座里程碑。

1983 年,受托于联合国第 38 届大会,在挪威首相布伦特兰夫人的领导下组成了"世界环境与发展委员会",经过系统地调查研究,以可持续发展为基本纲要,1987 年在《我们共同的未来》这一报告中提出了可持续发展战略。

1992 年,巴西首都里约热内卢召开,联合国环境与发展大会,确立了可持续发展是人类社会发展的新战略。会议通过的《里约热内卢环境与发展宣言》和《21 世纪议程》,第一次把可持续发展由理论和概念推向行动。

2. 什么是可持续发展战略

(1) 概念:可持续发展是集生态-环境-经济-政治为一体的综合性概念,目的是实现人与环境和谐相处、人与人和谐相处。其含义是指发展即能满足当今社会需要得同时,又不损害后代发展得需要,使自然资源与生态环境持续发展(Sustainable development is the development that meets the needs of the present without compromising the ability of future generations to meet their needs.)。

(2) 两个基本要点

1) 人类应坚持与自然相和谐的方式追求健康而富有成果的生活,这是人类的基本权利,但却不应该凭借手中的技术与投资,以耗竭资源、污染环境、破坏生态的方式求得发展。

2) 当代人在创造和追求今世的发展与消费时,应同时承认和努力做到使自己的机会和后代人的机会相平等;所以,绝不能剥夺或破坏后代人应当合理享有的同等发展与消费的权利。

(3) 思想实质:尽快发展经济满足人类日益增长的基本需要,但经济发展不应超出环境的容许极限,经济与环境必须协调发展,保证经济、社会能够持续发展。

(蔡毅媛)

实验四十一 矽肺病防治案例讨论

一、实验目的

通过本实验,使学生掌握矽肺病的病因、主要临床表现和防治措施,掌握临床医生在职业病防治工作中的职责和任务;加深学生对社会因素在职业病发病和防治中的作用的理解。

二、实验学时

3 学时。

三、实验方法

本实验采取分组课堂讨论的方式进行,每组学生 10~20 人。教师首先介绍案例,然后组织学生围绕案例提出的问题进行讨论。学生课后完成实验报告。

四、实验要求

教师提前 1 周布置实验,要求学生复习并掌握矽肺病的定义、病因、临床表现、防治措施等基础知识,查阅职业病防治法等国家有关职业病防治的法律法规,了解临床医生在职业病防治工作中的职责与任务,为课堂讨论准备好所需的相关知识。课堂讨论过程中,教师要注意引导学生思考,并把握讨论的方向和节奏。

五、实验背景材料

尘肺病是我国最主要的职业病,约占职业病病人总数的 80%,近年平均每年报告新发病例 1 万多例。而矽肺病病例约占尘肺总病例的一半,是尘肺中危害最严重的一种。

矽肺病等慢性职业病一旦发病往往难以治愈,伤残率高,严重影响劳动者身体健康甚至危及生命安全。近年来,我国发生了多起群发性职业病事件,如福建省仙游县、安徽省凤阳县以及甘肃古浪、四川沐川县等农民工尘肺病事件,这些事件一次可有十余人甚至几十人患病,已成为影响社会稳定的公共卫生问题。

导致我国职业病发病居高不下的原因,除了用人单位责任不落实,企业唯利是图而外,最主要的原因是我国职业病防治的法律、监管体制和制度不够健全。

职业病的防治并非只是劳动安监部门的职责,在临床上,职业病患者的发现并及时报告、对职业病患者的救治、健康教育和指导他们寻求法律帮助是临床医生义不容辞的责任。

六、实验案例与讨论

【案例】 广西某金矿农民工矽肺病事件

广西某金矿于 1988 年开始开发,早期由多家单位联合开采,1989 年以后采金队不断增加,使整个矿区出现滥挖乱采的混乱局面,来自广东、海南、贵州以及本地的采金队有 80 多家,农民工有 3000 多人,主要来自矿区附近农村以及贵州等地。矿区的无序开采延续了近 10 年,直到 1998 年县政府和上级主管部门采取招标采矿转让权后才结束,但整治工作一直延至 2002 年 2 月。目前,矿山由一个中标的矿主进行规模开采经营。

由于 2002 年以前矿区的无序开采,根本没有开展作业场所职业病危害因素检测等职业病防治工作,直到 2004 年矿山整治后防治工作才得以开展。

2004 年对该金矿 8 个作业点的粉尘浓度(总尘)进行了检测,其中有 6 个点的粉尘时间加权平均容许浓度(TWA)不符合国家职业卫生标准(0.89~16.61ms/m³);有 4 个点的粉尘短时间接触容许浓度(STEL)不符合国家职业卫生标准(2.33~21.33 mg/m³);有 5 个作业点粉尘分散度:<5μm 的尘粒占 60.0%~95.1%;凿岩、装载和粉碎作业场所粉尘中游离二氧化硅含量在 59.86%~89.16% 之间。

【问题1】 影响矽肺发生的主要因素有哪些?

【问题2】 上述检测结果提示了什么?

为了摸清矿区农民工尘肺病的发病情况,由自治区、市和县三级职业卫生服务机构组成的联合调查组,对矿区周围的农民工进行职业卫生调查,内容包括在金矿打工的时间、工种、工龄、矿主、职业病防治措施、防护用品、劳动合同以及身体健康状况等。

【问题3】　针对矽肺病应重点调查哪些内容？

通过上述调查，对筛选出的确定有粉尘接触史的814名农民工进行了X线胸片检查，其中，有129名农民工被初步考虑为尘肺病。

【问题4】　对检出的尘肺病可疑患者应该如何处置？

【问题5】　《职业病防治法》（2002版）与《职业病防治法》（2011修订版）在职业病诊断方面的规定有哪些不同？

上述129名可疑患者由县政府出资送到自治区职业病防治研究所住院进行医学观察（实际只送了112名），并由取得国家尘肺病诊断鉴定资格的医师根据《尘肺病诊断标准》（GBZ70-2002）进行集体诊断。共确诊矽肺患者79例，检出率为9.7%（79/814）。其中Ⅰ期50例，Ⅰ期合并肺结核9例，Ⅱ期9例，Ⅱ期合并肺结核10例，Ⅲ期合并肺结核1例；年龄19~77岁，平均45.13岁；工龄1.5~14年，平均6.03年；工种全部为粉碎工。此外，检出单纯肺结核42例，检出率为5.16%（42/814）。

【问题6】　简述矽肺病的主要临床表现。

【问题7】　矽肺病的常见并发症有哪些？

【问题8】　简述矽肺病X线胸片的特征表现。

【问题9】　根据《尘肺病诊断标准》（GBZ70-2009），尘肺病分为哪几期？

【问题10】　导致这些农民工患上矽肺病的原因有哪些？

【问题11】　简述尘肺病的防治措施。

由于农民工的雇佣关系不能确定，诊断为矽肺病之后，其应得到赔偿的权利如何解决，如何安置这些矽肺病人？尽管当地政府为此做出了极大努力，但是，这次事件造成了较大的社会危害和影响，教训是十分深刻的。

【问题12】　作为临床医生，一旦在临床工作中发现了职业病应该如何处置？

【问题13】　请结合案例谈谈你对"医学是一门社会科学"的理解？

（包美玲）

实验四十二　职业性有害因素及其危害案例讨论

一、实验目的

通过实验，使学生掌握职业性有害因素的定义、分类及各种职业性有害因素对机体危害的主要特点，以及时发现疾病与职业性有害因素的关系；熟悉各职业存在的相关职业性有害因素，以采取正确有效的紧急救援措施；培养学生对职业病相关案例的全面分析总结的能力。

二、实验学时

5学时。

三、实验方法

本实验分2次进行。第一次3学时，教师首先介绍相关案例，然后组织学生围绕案例提出的问题进行课堂集体自由讨论，教师根据学生的回答情况做适当记录，作为学生平时成绩之一。第二次2学时，由教师随机抽取10~20名学生到讲台上为大家做自己准备的职业病相关案例分析报告。最后,教师针对学生的分析报告对本次实验的收获和不足进行总结。

四、实验要求

(1)学生课前预习职业性有害因素的定义、分类及各种职业性有害因素对机体的主要影响和危害;各职业存在的相关职业性有害因素种类,即各种职业性有害因素的主要接触机会。

(2)在老师第一次课堂案例带教指导下,由每位学生自己查找1个职业病相关案例,写出案例分析报告作为本次实验报告提交给带教老师,并制成演示文稿,以备在课堂上报告。

(3)实验报告要求:每位同学都必须上交一份案例分析报告;报告主要内容:①案例发生经过简介;②现场及医院的救治处理措施;③该案例存在的主要问题及防控措施;④本次实验的主要收获及不足。

五、实验背景知识

职业性有害因素是在生产工艺过程、劳动过程和生产环境中存在和产生的可直接危害劳动者健康和劳动能力的因素,又称生产性有害因素。

职业性有害因素在各行各业普遍存在,同一工作场所可同时存在众多职业性有害因素,但由于从业人员或医护人员等对其认识不足,常由于采取了错误紧急救援措施,引起一些不必要的重大事故。

职业性有害因素引起的各种职业损害统称为职业性病损,职业性病损中最常见、最广泛的就是引起职业病。而许多职业病的临床表现与一般疾病的表现相类似,加之临床医生缺乏职业病相关的专业知识,导致将职业病误诊为其他疾病的案例时有发生。因此,医学生加强对职业病相关知识的学习,提高对各类职业性有害因素的识别,对于今后工作中开展职业病的鉴别诊断、选取正确有效的应急处理措施等方面均具有非常重要的意义。

六、实验案例与讨论

【案例一】 患者,男,47岁,汉族,某小区保安。因间断性咳嗽、咳痰1年半,加重3个月入院。患者诉于2008年10月以来经常无任何诱因情况下出现咳嗽、咳痰,痰为白色黏痰,量较少,并觉胸闷和气短,某县人民医院诊断为"肺结核",给予利福平、异烟肼、链霉素及吡嗪酰胺等抗结核药物治疗,半年左右因症状无明显缓解自行停药,近3月来上述症状明显加重,于2010年5月被某市传染病院收住结核科治疗。入院检查:神志清楚,一般情况尚可,体温36.6℃,脉搏78次/分,呼吸21次/分,血压104/78mmHg,无潮热、盗汗,无体重减轻,全身皮肤黏膜无黄染,无出血点,浅表淋巴结未扪及肿大,胸廓对称无畸形,两肺呼吸音清,未闻及干湿性啰音,心律齐,肝脾不大,腹部平软,无压痛,四肢活动正常,生理反射存在,未引出病理反射。

【问题1】 当遇到咳嗽、咳痰经久不愈的患者时,应考虑哪些病症?

【问题2】 对于这类患者,你认为还应做哪些检查?还应考虑追问哪些病史?

实验室检查:血、尿常规正常,肝功能、心电图正常;血清标本IgG、IgA、IgM三种结核抗体检查均阴性;结核菌素纯蛋白衍化物(TB-PPD)皮肤试验阴性;痰结核菌涂片抗酸染色检查3次均为阴性;电子支气管镜检查各支气管未见异常。胸部后前位X线摄影:两中下肺区均可见散在的直径约2~5mm的圆形小阴影,左肺第5、6后肋间见约2cm×2.5cm大小类圆形阴影,密度不均,边界欠清晰,双肺透光度均减弱,肺纹理增多、增粗、扭曲变形。胸部CT:左肺上叶后段可见直径约2.5cm左右类圆形团块状阴影。结核科考虑左肺团块影可能为结核球,转入胸外科行手术治疗。

【问题3】 结核科将该患者考虑为肺结核的主要依据有哪些?

【问题4】 肺结核和矽肺在临床表现上主要异同点是什么?

【问题5】 如果诊断为"肺结核",作为一名临床医生,你应如何处理?

胸外科医生在术中发现患者左肺表面散在芝麻大小乳白色质地较硬的类圆形小结节,肿块位于上肺叶后段近斜裂处,给予了楔形切除。术后病理发现:楔切肺组织内见多个散在的由玻璃样变的呈同心圆状排列的胶原纤维构成的矽结节,其周围肺间质也纤维化并伴大量炭末沉着。术后追问患者职业史:该患者6年前曾作为合同工在某高速公路的隧道开挖工程中从事凿岩打眼工作,当时工地现场尘土飞扬,噪声震耳,使用干式作业打眼,没有任何防护设施和个体防护措施,每天工作10余小时,下班时全身衣服和鼻腔内有许多粉尘,开工几个月后,便有人感到呼吸急促、体力不支,但无人告诉他们这可能是粉尘作业的危害。两年工程完工后他们陆续回乡另谋职业。

【问题6】 该患者6年前的工作场所可能存在的职业性有害因素有哪些?

【问题7】 谈谈作为一名临床医生在职业病防治工作中的主要职责?

【问题8】 该案例主要反映了哪些问题?我们该如何应对,谈谈你的意见和建议?

【案例二】 2008年7月15日下午4时30分左右,某造纸厂储浆池内机器发生故障,该池高3m,宽3m,长5m,池内储浆约0.5m深,顶部有一约一米见方的池口,靠近底部的侧壁有一放浆用的园洞口(直径约15cm)。工人杨某(男,25岁)由储浆池口顺铁梯下池维修,下池不到1分钟杨某突然摔倒在池内,同事张某(男,23岁)认为杨某触电摔倒,立即切断电源,下池救人,也很快晕倒在池内。

【问题1】 在封闭、局限的空间内主要存在哪些危险?看到连续两人突然晕倒在储浆池内,你认为其可能原因是什么?

【问题2】 能产生"电击样死亡"的毒物有哪些?

【问题3】 造纸厂储浆池最常见的毒物是什么?还有哪些工种的个人会接触到该种毒物?

后来参与抢救的工人经分析认为可能有毒气存在,随即用送风机送风,与此同时,李某(男,21岁)又下去抢救,因感呼吸极度困难,立即用手捂住鼻口,顺梯爬出储浆池口即昏倒在地。随后另外4名工友相继顺梯子下浆池救人,结果均昏倒在池内。

【问题4】 如果工作场所连续发生多人晕倒,应采取哪些紧急救援措施防止更多人员伤亡?

经检查发现送风机送进的风量很小,随后在风机上接上长管直接通入池底,继续送风。同时通过放浆口将储浆池内的纸浆放掉了50%左右。以后下去的参与抢救的5人均戴四层用水浸湿的纱布口罩,腰间系上绳子,经过二十多分钟的抢救,池内昏倒的六人全部打捞上来,前2人因中毒时间较长,虽经多方抢救,终因呼吸心跳停止而死亡;2人深度昏迷,抢救15小时后苏醒;另2人及李某脱离现场昏迷5~10分钟后即苏醒。后面下池参与救援的5人均未昏迷。

事后疾病预防控制中心调查发现,工人在昏迷前,均嗅到池内有一种臭鸡蛋味,出现眼睛刺痛,鼻子发酸,咽部有灼热感,头晕,头痛,胸闷,恶心,四肢无力,全身发麻等中毒表现,随后晕倒。调查人员了解到该厂是始建于 20 世纪 90 年代的一乡镇企业,有工人 30 余人,产品为纸箱纸,产量每天 3~5 吨。调查发现该厂工艺较简单,设备较简陋,产品的主要工艺流程为:原料(麦草)粉碎-蒸球(原料加亚胺、水,在六个大气压下高温蒸馏 4 个小时)-漂洗-第一储浆池-磨浆-第二储浆池-出纸机-成品(纸箱纸)。

【问题5】 简述硫化氢的理化特性,硫化氢中毒的主要临床表现和中毒机制?

【问题6】 发现急性硫化氢中毒后,医护人员应采取哪些抢救措施? 其中关键措施是什么?

【问题7】 该造纸厂的生产工艺过程主要存在哪些职业性有害因素?

疾病预防控制中心职业病防治科工作人员戴着防毒面具下到池底部,分别对池底四角和中心点空气中 H_2S 的浓度进行了测定,结果显示空气中 H_2S 含量最低 $800mg/m^3$,最高 $1600mg/m^3$。

【问题8】 从这次重大事故中我们可以得到哪些经验和教训?

【问题9】 应采取什么措施防止此类事件的发生?

(李 军)

实验四十三 食品安全事件临床发现、调查分析与处置案例讨论

一、实验目的

(1)掌握食物中毒的类型、临床表现、诊断及治疗。
(2)熟悉食物中毒调查与处理;食品安全事件的预防与处置。

二、实验学时

3 学时。

三、实验方法

本实验采取分组课堂讨论方式进行。通过食品安全事件案例及资料引入,提出问题进行讨论及分析,让学生掌握食物中毒的类型、临床表现、诊断及治疗等相关理论知识,熟悉食物中毒事件发生后的调查、分析及处理,熟悉食品安全事件的预防与处置,培养学生应对食品安全突发事件的处置能力。

四、实验要求

1. 实验背景知识与技能要求 复习掌握教科书上食物中毒调查处理章节的相关理论知识;并查阅《中华人民共和国食品安全法》、《国家食品安全事故应急预案》等相关资料。

2. 实验报告要求 每小组提交一份问题讨论答案。

五、实验背景知识

食品安全(food safety),根据世界卫生组织的定义是"食物中有毒、有害物质对人体健康影响的公共卫生问题"。可见,食品安全事件是由食品引发的对人体健康有危害的公共卫生事件,包括食物中毒为主的食源性疾病、食品污染等。全球每年发生的食源性疾病病例达数十亿例,无论在发达国家还是发展中国家,都是一项重要的公共卫生问题。

一个国家的食品安全水平与其经济社会发展程度密切相关,和发达国家的水平相比,我国食品安全状况和水平还存在着差距。目前我国食品安全事件主要还是以食物中毒、非法添加非食用物质和滥用食品添加剂较为突出。食物中毒(food poisoning)是最常见的食源性疾病,是指摄入含有生物性、化学性有毒有害物质的食品或把有毒物质当作食品食用后引起的非传染性急性、亚急性疾病。食物中毒最常见的分类方法是根据病原物划分:细菌性食物中毒、有毒动植物中毒、化学性食物中毒、真菌性食物中毒。2010 年我国卫生部通过突发公共卫生事件网络直报系统共收到全国食物中毒类突发公共卫生事件报告 220 起,中毒 7383 人,死亡 184 人,涉及 100 人以上的食物中毒事件 7 起,细菌性食物中毒事件的报告起数和中毒人数最多。有针对性的加强食物中毒相关知识的宣传工作,提高公众食品安全意识,才能预防和减少食物中毒等食品安全事件的发生。

食品安全突发事件的预防与控制应该依靠社会多部门、多行业的协作,不仅仅只是公共卫生工作者的责任和义务。临床医生工作在疾病诊治的第一线,在应对各种突发公共卫生安全事件中发挥着重要和无可替代的作用。加强临床医学生公共卫生与预防医学教育,提高临床医学生应对突发公共卫生事件应急处置能力对于突发公共卫生事件预防和控制具有重要意义。

六、实验案例与讨论

【案例一】 细菌性食物中毒事件

某年 8 月 27 日晚 18 点起,某医院肠道门诊值班医生李某在短时间内陆续接到了 10 余名以恶心、呕吐、腹部疼痛和腹泻主诉的急诊病人。患者临床表现主要为腹痛、腹泻、发热、恶心、呕吐等症状,腹泻开始为稀便、后为水样便、黏液脓血便,腹泻多达每天十余次。部分病人有畏寒、发热(38.5~40℃)、乏力、脱水等表现。

【问题1】 作为门诊临床医生遇到这种情况应该做何考虑?如何处理?

【问题2】 判定食物中毒事件的依据有哪些?

当晚 20 点,内科医生李某向上级反映了收治病人情况,医院方怀疑为食物中毒事件发生,立即向所属卫生监督部门报告。监督部门相关人员于 22 点前赶到该医院肠道门诊部,仔细了解患者进餐情况和临床特征,并进一步展开调查工作,以便证实是否为食物中毒事件。

【问题3】 医疗机构发现食物中毒后应该如何报告?报告的内容是什么?

【问题4】 接受报告的单位在接到报告后应做哪些工作?

据调查每个病人均说当天中午 12 点在某饭店参加了亲友的寿宴,食谱为:卤牛肉、盐水虾、红烧武昌鱼、清蒸甲鱼、烧田鸡、笋子牛楠、姜汁肘子、姜汁豇豆、炝拌笋尖、豆沙甜烧白、南瓜绿豆汤、两个时令蔬菜、两道小吃、一个水果拼盘,酒水自带,晚餐为中午所剩回锅菜。晚饭后部分就餐者陆续出现病症,餐后 6 小时发生首例病人,潜伏期 6~30 小时,85% 的病例集中在 10~15 小时后发病,年龄最大者 65 岁、最小者 8 岁,中毒人数累计共 22 人,大部分患者临床表现主要为上腹部阵发性腹痛、继而腹泻的症状,25% 的患者出现洗肉水样便,少数病人出现黏液脓血便,腹泻多达每天十余次之多。部分病人有畏寒、发热(38~39.5℃)、乏力、脱水等表现。无中毒死亡病例发生,病程以 1~3 天为主,所有病人经治疗于 8 月 31 日都已康复出院。对可疑中毒食物的调查及结果:患者都食用过冷盘菜中的盐水虾,且摄入量多者,一般发病较严重。经进一步卫生状况调查,16 名厨房工作人员中取得健康证 12 人,其余 4 人未取得健康证参加工作。在加工盐水虾的过程中,上部未烧熟煮透,熟食间可随意进出,专间内工具用具和容器生熟不分。实验室检查结果表明:采集 10 份病人吐泻物做细菌学检查,其中副溶血性弧菌阳性者共 6 例;剩余熟食、熟食间工具、用具、容器等样品检验中均检出副溶血性弧菌;采集 10 份病人血清做凝集试验测定,效价明显上升,增至 1 : 640 ~ 1 : 160。

【问题 5】 食物中毒事件的调查包括哪些工作?

【问题 6】 根据上述资料能诊断该起食物中毒的类型及病因吗?确诊的关键是什么?

根据调查中毒事件发生的经过,病人临床表现、发病情况及可疑食物的流行病学调查及实验室检查结果,判定本次食物中毒为细菌性食物中毒。监督人员在现场依法做出处理决定:责令该大酒店暂停营业,封存冷菜间、清洗消毒间、责令进行现场清洗消毒;监督销毁导致食物中毒的剩余食品;没收违法所得并处以罚款、赔偿中毒人员医药费及误工费等。

【问题 7】 发生该起食物中毒事件的原因有哪些?如何预防?

【问题 8】 对食物中毒事件进行控制和处置的内容有哪些?

【案例二】 劣质食品、食品污染等食品安全事件

2004 年 4 月,大量营养素含量低下的劣质奶粉流入阜阳农村,导致 189 例婴儿营养不良、12 例婴儿死亡。2005 年 3 月,亨氏美味源辣椒酱首次被检测发现非食品用添加剂"苏丹红一号"。2008 年 3 月,贵州省某县中学 5 名学生发生在饮食摊点摄入过多硝酸盐所导致的中毒事件。2011 年 3 月,央视披露某公司使用"瘦肉精"猪肉,2011 年 11 月,国内多家速冻食品知名品牌相继被检出金黄色葡萄球菌超标……近年来我国社会生活中的食品污染、食品安全事件频发,反映出食品产业的规模化、组织化、规范化水平和行业诚信道德体系完善程度较低;生产经营者规模偏小、数量庞大、高度分散;食品生产质量安全管理和食品安全监管困难大等是近年来我国食品安全事件频发的原因。食品安全问题,受到我国党和政府高度重视,广大人民群众高度关注。近年来,在各地区、各有关部门和全社会的共同努力下,我国食品安全监管工作力度不断加大。

【问题 1】 你认为食品安全的含义是什么?

【问题 2】 你认为预防食品安全事件的发生应从哪些方面入手?

食品安全关系到广大人民群众的身体健康和生命安全,应通过建立健全法律法规、加强监管,普及科学卫生知识及健康教育等,全方位致力于食品安全问题的预防。2009 年 6 月 1 日,《中华人民共和国食品安全法》正式实施,其中对食品安全给出了明确的定义:指食品无毒、无害,符合应当有的营养要求,对人体健康不造成任何急性、亚急性或者慢性损害。《食品安全法》是适应新形势发展的需要、更好地保证食品安全而制定的,从制度上解决现实生活中存在的食品安全问题。《食品安全法》还定义食品安全事故为:指食物中毒、食源性疾病、食品污染等源于食品,对人体健康有危害或者可能有危害的事故。并规定了发生食品安全事故的处置原则。紧接着,2011 年 10 月 5 日中国政府又修订实施《国家食品安全事故应急预案》,把食品安全事故分为四级,即特别重大食品安全事故、重大食品安全事故、较大食品安全事故和一般食品安全事故。建立健全应对食品安全事故运行机制,有效预防、积极应对食品安全事故,最大限度地减少食品安全事故的危害。为控制食品安全事故的发生和危害,做好监测预警、报告、评估及应急处理工作十分关键。

【问题 3】 如果发生一起食品安全事件,你认为报告的主体有哪些?

【问题 4】 发生食品安全事故后,应急处置措施应包括哪些方面?

发生食品安全事故后,不仅仅是某个部门能解决的,它依靠社会多部门、多行业的协作应对。一起食品安全事件发生后,最先接触到事件的往往也会是临床医务工作者。2008 年 6 月底,兰州市解放军第一医院收治了首例患"肾结石"病症的婴幼儿。7 月中旬,甘肃省卫生厅接到医院关于婴儿泌尿结石病例报告后,随即展开了调查,并报告卫生部。此后,全国陆续报道因食用三鹿乳制品而发生不良反应的病例多达几百例,令人震惊!党中央、国务院立即启动国家重大食品安全事故一级响应,根据事故性质、特点和危害程度,立即组织有关部门,采取了患者的救治、事故的原因调查检测、相关食品及原料处置等积极应急处置措施,事态得以控制。

【问题5】　你认为临床医生在食品安全事件的预防控制中可发挥哪些重要作用?

（王　荣）

第四章　拓展创新型实验

实验四十四　临床病案报道、病例系列研究的医学价值实例分析

一、实验目的

通过本实验,使学生了解病案报道、病例系列研究在医学研究中的价值,并初步学习病案报道的撰写要求和思考方式,掌握病例系列研究的方法,以培养临床医学生在临床工作中敏锐地发现和抓住单个不寻常的病例、发现新的疾病和可疑病因的能力。

二、实验学时

2学时。

三、实验方法

教师首先介绍病因、病因研究的相关知识,重点介绍建立病因假设的基本思路;然后,通过实验案例引导学生讨论和思考如何通过临床病案报道和病例系列分析寻找病因线索、建立病因假设和发现新的疾病。最后教师进行总结,并指导学生完成实验报告。

四、实验要求

1. 实验背景知识与技能要求　要求学生课前复习流行病学有关病因研究的内容,并根据案例提出的问题查阅有关口腔癌的资料。

2. 实验报告要求　在课堂讨论的基础上,总结实验案例,论述案例提出的问题。

五、实验背景知识

病案报道和病例系列研究属于描述流行病学中的重要研究方法。病案报道是临床上报道单个不寻常的病例,或某种罕见病的单个病例的医学研究报告。通过对这些单个病例的临床特征(突出特征)、疾病过程、病史或有关暴露特点的描述,病案报道常能为发现新的疾病或可疑病因提供最早的线索。

常见的临床病案报告形式包括不同寻常的病例报道、罕见病的病例报道、常见病特殊临床表现报道、并发其他少见疾病的病例报道、异常临床转归的病例报道、特殊治疗方法成功或失败的个例报道等。

病例系列研究是临床上作者通过收集一组匀质的病例进行分析,或通过收集公开发表的一系列病案报道资料,组成一组匀质的病例进行分析的医学研究报告。这种病例系列研究,一方面可以通过分析累积这些病例所用的时间,从而判断是否有该疾病的流行;另一方面,通过对一系列病例特点的描述和总结,可以提出与该病有关的病因假设,甚至有助于发现新的疾病。

无论病案报道还是病例系列研究,由于通常报道的是新出现的或不寻常的疾病或疾病的表现,故常能引起医学界的关注,从而可能促成对该疾病的深入研究。

六、实验案例与讨论

【案例一】　1977年美国《癌症》杂志发表了一篇有关口腔癌的病例报道:患者男性,22

岁,患口腔黏膜鳞状细胞癌。

【问题1】 你认为口腔黏膜鳞癌发生在这么一个年轻的患者有什么不寻常之处?

【问题2】 口腔黏膜鳞状细胞癌的高发年龄是哪个年龄段? 其危险因素有哪些?

谈到该患者的不寻常之处,医生认为该患者有两点值得注意:

(1) 在美国,整个头颈部鳞癌占总癌发病率不到5%,而口腔黏膜鳞癌又只占头颈部鳞癌的比例不到1%,发生在这样一个年轻人身上的机会是很小的。

(2) 从病因学的角度考虑,当时已有大量研究表明,在美国,96%的口腔癌与重度吸烟和重度饮酒有关,而大约4%与口腔不卫生有关。

然而,病史询问发现,该患者从不吸烟,也不饮酒。口腔检查卫生状况很好,亦无口腔溃疡史,或任何其他特别个人史,家族史中仅其外祖母曾患乳腺癌。因此,很难用现有知识来解释患者发病的原因。

【问题3】 事情到此,你认为还有必要为1个特例患者的发病原因大费周章吗? 为什么?

【问题4】 要查明该患者的病因,从病史方面应该重点关注哪些问题?

为查明病因,医生对患者进行了更仔细的询问。在问到职业史时,患者谈到从8岁起就开始做缠绕电线的工作,工作中养成了一种咀嚼电线外部塑料包线的习惯,有时也嚼一些其他塑料,每天咀嚼塑料大约7~8小时。

【问题5】 如果怀疑该患者的口腔鳞癌与咀嚼塑料的习惯有关,可以从哪些方面获得可能的理论解释?

医生(作者)查阅资料发现,聚氯乙烯是电线外部的绝缘塑料包线重要组成成分。进一步查阅资料发现,已有研究认为聚氯乙烯是可疑的致癌物。

作者认为,尽管没有直接的研究证据证明聚氯乙烯与口腔鳞癌有关,但作为可疑的致癌物,其完全有可能引起口腔鳞癌。考虑到该患者每天咀嚼塑料包线的程度和已持续的时间(已有14年),作者指出,这一特殊的暴露与该患者口腔鳞癌的关系似乎不是一个简单的巧合,而很可能存在一定的因果关系。于是,作者提出了"聚氯乙烯口腔暴露与口腔癌关系的假说"。

【问题6】 从上述资料,你认为作者提出的"聚氯乙烯口腔暴露与口腔癌关系的假说"的依据是否充分?

【问题7】 如果要检验上述假说是否正确,可以采用哪些研究方法?

【问题8】 请总结该作者从发现病例到提出假说的研究思路。

【问题9】 请阐述该医生能敏锐地发现该患者的不同寻常之处的能力源自于哪里?

需要注意的是,尽管病案报道可以提供有关病因线索,但其毕竟只是对一个病例经历的描述,它所提出的任何联系完全有可能是偶然的联系,其提出的假说是否能成立还需要通过实验室和流行病学的人群研究加以检验和验证。尽管如此,不能否认临床病案研究对发现病因线索的重要性。

从以上作者对该例口腔黏膜鳞癌的研究历程可以发现,作为临床医生,除了需要具有高度的责任感而外,还需要具有广博的专业知识和敏锐的发现问题的能力和意识。案例中,临床医生根据患者的年龄和所患疾病的病种就敏锐地发现该患者的不同寻常之处,说明该医生不仅熟悉该疾病的临床特征,对其病因和流行病学特点也有很深的了解。更关键的是,该医生不仅具有敏锐的发现问题的能力和意识,还具有锲而不舍的探索精神。

在临床工作中，我们缺乏的不是不同寻常的病例，而是这种敏锐地发现问题的能力和意识。

【案例二】 1980 年 10 月，洛杉矶的 Gottlieb 医生遇到了一位不寻常的患者。这位 31 岁的年轻人的口腔和食管发生了严重的白色念珠菌感染，血液中 CD4$^+$T 淋巴细胞下降至几近于零，随后患者出现极度疲劳、气急、干咳、高热、大汗。纤维支气管镜检和支气管肺泡灌洗显示，他患的是一种极其罕见的肺炎:卡氏肺囊虫肺炎。

卡氏肺囊虫是一种常见的寄生虫，它广泛存在于人和某些哺乳动物的肺组织内。其隐性或潜在性感染相当多见，但健康人感染后一般不发病。因此，由它所致的肺炎是罕见的，几乎只发生于器官移植后使用免疫抑制剂或放疗、晚期癌症以及患先天性免疫缺陷病的患者中。而这位病人正当壮年，没有任何已知原因能够解释他这非同寻常的严重免疫缺陷。

【问题 1】 上述个案病例有哪些值得注意之处?

同年 10 月的稍晚些时候，洛杉矶 Weisman 医生又接连发现了两例卡氏肺囊虫肺炎病例。1981 年初，第 4 个病例出现了，紧接着是第 5 例。五位患者先后死去，各种治疗对他们几乎毫无帮助。

【问题 2】 在短短的数月内临床上就接连出现了 5 例罕见的病例，你认为这提示了什么?

【问题 3】 针对这些病例，接下来需要做什么?

所有这些患者都有一个相同的特征，即他们都是年轻的同性恋者。在此之前的 1978～1979 年，在同性恋社区开业的医生们就已经发现，这一人群中有越来越多的人出现了各种免疫缺陷问题，包括肝炎、性病、多种病毒性感染、寄生虫病等。

调查显示，5 例患者相互间不认识，不清楚共同的接触途径或者他们的性伙伴有类似的疾病。被报道的 5 例患者均有与多个同性恋的伙伴频繁性接触。他们都曾经接触过可吸入性毒品，其中 1 例注射吸毒。5 例病人均被实验室证实先前或当时有巨细胞病毒感染和念珠菌皮肤黏膜感染。

【问题 4】 从分布上来看，这些病人是否具有人群聚集的特点?

面对这一情况，Gottlieb 医生感到了情况的紧迫，于 1981 年 6 月 5 日，以《卡氏肺囊虫肺炎——洛杉矶》为题在美国 CDC 的《发病率与死亡率周报》第三十卷第一期上发表了他的病例系列研究报告，向医学界的同行们发出了警告。

【问题 5】 Gottlieb 医生为什么会感到事态严重?

Gottlieb 医生的报告立即引起了 CDC 和社会的广泛关注。此后不久，《新英格兰医学杂志》也刊发了 Gottlieb 等人的报告。美国 CDC 在全美范围内开展了对该病的监测和预报工作，很快，在美国又发现了 62 例这种疾病的病人，这些病人同样都是同性恋者。

【问题 6】 Gottlieb 医生的报告为什么会立即引起了 CDC 和社会的广泛关注?

这么短的时间有这么多的罕见病例在年轻人中间发现，是极不寻常的。因此，人们推论在年轻同性恋者中暴发了一种免疫抑制性疾病，而这样一种免疫抑制性疾病所表现出的与以往完全不同的人群流行特征(主要见于年轻的同性恋者)，又表明这很可能是一种新的疾病。于是，由个案病例报道和病例系列分析提出了一系列假说，导致了随后进一步深入的研究。

后来在世界上的多个国家相继发现了类似的病例，而绝大多数均为男同性恋者或静脉吸毒者。并取名为"获得性免疫缺陷综合征"(AIDS)，后经证实这种疾病的确是由一种新病毒—人类免疫缺陷病毒(HIV)所引起的新的疾病。

【问题7】　临床上我们应该如何去发现这些系列病例？

【问题8】　谈谈你对临床病例系列研究医学价值的认识。

【问题9】　病案报道和病例系列研究有什么异同？

【问题10】　病例系列研究在提出病因假说方面与病案报道有什么不同？

【问题11】　病例系列研究在病因研究中能否代替群体研究？为什么？

（杨　星）

实验四十五　临床医学论文中常见统计学错误分析

一、实验目的

通过本实验的学习,掌握查阅医学文献资料的方法;进一步熟悉临床研究中常用的统计学方法及其应用条件。

二、实验学时

2 学时。

三、实验方法

本实验分两部分,第一部分部分 1 学时,教师首先介绍实验要求,然后组织学生围绕实验案例进行小组讨论。第二部分 1 学时,由各小组小结并汇报讨论结果。

四、实验要求

(1) 本实验要求学生准备实验报告纸。

(2) 复习整理所学的统计学知识,于课前准备 1~2 篇专业文献资料,并通读。

(3) 通过课堂小组讨论后,在教师指导下,每位同学完成一篇讨论报告,并于两周内上交。

五、实验背景知识

在临床及临床科研工作中,产生了大量的研究报告、论文著作。在这些医学论文资料中,使用了各种各样的统计方法,难免会出现一些统计方法学方面的错误。有的是较为基础的问题,如统计描述方面的问题,有的是统计方法选择的问题,有的是设计阶段的问题……这些问题可能导致效应指标选择、计算的不准确、分析目的不明确、甚至可能直接影响到结果的可靠性等问题。在学习统计学阶段了解可能出现的统计学问题,并加以认真的分析,为在以后的工作学习中避免犯同样的错误有重要的意义。

六、实验案例与讨论

(一) 统计设计阶段的错误

【案例一】　某临床工作者研究吡柔比星在恶性肿瘤联合化疗方案中的疗效。随机选取 90 例恶性肿瘤患者,用吡柔比星进行联合化疗,结果完全缓解 7 例,部分缓解 41 例,无变化 32 例,病情恶化 10 例。以完全缓解和部分缓解为有效,则有效率为 53.3%,该研究者认为该治疗方案有效。

【问题1】 该研究是关于临床治疗方案的有效性的研究,在其研究设计中存在哪些问题?

【问题2】 该研究能否得出"治疗方案有效"的结论,为什么?

【问题3】 临床试验研究应遵循哪些基本原则?实验研究的基本要素有哪些?

【案例二】 请根据本教程第二章第一节实验七提供的资料及表 2-1、表 2-2 思考以下问题:

【问题1】 该研究的研究对象是什么?为什么研究样本含量为159,而表 2-1、表 2-2 分的两组,一组急性发作期总例数 159,另一组缓解期总例数只有 89 例?

【问题2】 该研究是否满足实验设计的基本原则?又是什么样的设计类型?

【问题3】 在临床实践工作中这样的资料是比较常见的,请拓展思考应怎样进行科学、合理的临床研究设计?

表 4-1 某年某病患者指标情况

指标	例数	$\bar{x} \pm s$
X1	30	5.20±6.13
X2	30	4.12±5.23
X3	30	1.25±2.48

【问题2】 这三个指标用均数和标准差进行统计描述对吗?

【问题3】 如果不对,该用什么指标进行统计描述,为什么?

【问题4】 如何正确选择统计指标进行资料的统计描述?

(三)统计推断的错误

【案例四】 某研究者比较不同职业人群收缩压,将每两种不同职业人群的收缩压进行 t 检验,检验水准为 0.05,结果如表 4-2:

【问题1】 表中的主要指标是什么类型资料(变量)?是什么设计类型?

【问题2】 根据上题判断的指标类型和变量类型,请回答"研究者将每两种不同职业

人群的收缩压进行 t 检验"是否正确?为什么?

(二)统计描述的错误表达

【案例三】 某研究者在临床工作中收集了病人的几种指标,结果如表 4-1

【问题1】 表 4-1 中三个指标是什么类型资料?

表 4-2 不同职业人群收缩压的比较(SBP, mmHg $\bar{x} \pm s$)

职业	n	SBP
工人	150	140±3.8
农民	160	143±3.2
知识分子	150	145±3.6
军人	130	139±2.9

【案例五】 研究者欲研究丹红注射液联合硝酸甘油治疗肺源性心脏病心力衰竭。采用完全随机分组,观察组 46 例,对照组 48 例。观察组给予对照组常规治疗以外的丹红注射液治疗,对结果采用计数资料 χ^2 检验,如表 4-3。

【问题1】 案例中临床疗效以"显效、有效、无效"表示,该指标是什么类型的资料?

表 4-3 两组慢性肺源性心脏病患者临床疗效比较[例数(%)]

组别	例数	显效	有效	无效
观察组	46	28(61)	15(32)	3(7)
对照组	48	10(21)	23(48)	15(31)
χ^2		3.913	1.224	13.218
P 值		<0.05	>0.05	<0.01

如果是分类的资料,是几分类?各类别间有无"程度"的不同?

【问题2】 如果有程度的不同,在作两组(观察组与对照组)的临床疗效比较时能用x^2检验吗?

【问题3】 案例二中若要作观察组与对照的临床疗效比较应该用什么统计学方法? 如果该资料用x^2检验得到什么结论? 请思考两者的差别。

（朱 焱）

实验四十六 病因未明疾病的病因研究实例分析

一、实验目的

熟悉流行病学的病因研究过程,掌握因果关联的推断标准。

二、实验学时

2学时。

三、实验方法

根据本实验案例内容,讨论案例所提出的问题。最后教师进行总结,课后学生各自完成实验报告。

四、实验要求

1. 实验背景知识与技能要求 复习流行病学相关章节的内容,掌握描述性流行病学、分析性流行病学及实验性流行病学的基本原理,熟悉这些方法的设计与实施过程;熟悉 Mill 准则的推理方法,掌握因果关联的推断标准。

2. 实验报告要求 在课堂讨论的基础上,课后学生完成实验报告。报告按"实验六 实验报告的撰写格式与要求"的格式撰写。

五、实验背景材料

研究不明原因疾病的病因是医学科研的重要任务,也是一项复杂的工作,往往需要基础医学、临床医学和预防医学的密切配合。

在病因研究的过程中,临床医学由于特有的首先接触患者的优势,因此,大多数病因未明的疾病都是先由临床医生发现的,他们根据患者的病史、疾病的临床表现和流行病学特征,往往可以发现病因未明疾病的病因线索,为进一步开展基础医学和流行病学的病因研究提供方向。

流行病学作为医学研究的方法学在病因研究中发挥着重要的作用,流行病学"病因"理论、研究方法和思维方式被广泛应用于临床医学和基础医学的研究中。不同的流行病学的研究方法在病因研究中有着不同的作用。在病因研究的过程中,通常要经历寻找病因线索,提出病因假设,判断可疑病因与疾病的联系从而检验假设、验证假设,排除虚假联系和间接联系,最后进行病因推论的过程。

描述流行病学从研究疾病的分布特征入手,通过揭示疾病的人群分布特征,提出病因假设,为进一步的研究奠定基础。Mill 准则是建立病因假设常用的思维方式;病例对照研究通过比较病例组和对照组的暴露情况,从而判断暴露因素与疾病的联系,可用于对可疑病因的筛选和对病因假设进行检验;队列研究则通过比较危险因素暴露组和非暴露组的疾病发病率,从而验证危险因素与疾病之间联系的假设,其对病因假设的检验和验证效力强于病例对照研究。实验流行病学由于具有研究者对研究的可控制性的特点,通过对实验效应与干预因素的因果关联的分析,有很强的验证病因假设的能力。在病因研究中,病因推断就是利用证据证明可疑病因与疾病间的因果关联,排除虚假关联和间接关联。整合病因研究中所收集的证据是进行病因推断的前提。

六、实验案例与讨论

1981 年 6 月,洛杉矶加利福尼亚大学医学中心(UCLA)接诊了一位不寻常的患者。该患者为一名 29 岁男性,因发热、乏力、淋巴结肿大、体重在 8 个月内下降近 25 磅而就诊。检查发现:该男子体温 39.5℃,淋巴结肿大,并出现身体消耗症状。实验室检查:外周血淋巴细胞水平下降。此外该男子合并上消化道白色念珠菌感染、泌尿道巨细胞病毒感染、肺部患有一种极其罕见的肺炎:卡氏肺囊虫肺炎。当时,医生对于一名健康男性为何会突然同时在三种不同器官、系统感染三种不同的微生物不能做出明确的解释。因为,通常健康人感染卡氏肺囊虫后一般不发病,由它所致的肺炎十分罕见,几乎只发生于器官移植后使用免疫抑制剂或放疗、晚期癌症以及患先天性免疫缺陷病的患者中。该男子没有引起免疫缺陷的因素:如癌症、营养不良或使用免疫抑制剂。在给予抗生素治疗后,患者病情没有好转。

此前 UCLA 已收治了三例类似病例。第一例病例是在 1980 年 10 月,该中心的 Michelael D. Gottlieb 医生收治的。患者 31 岁,男性,既往体健,口腔和食管发生了严重的白色念珠菌感染,血液中 CD4+T 淋巴细胞下降至几近于零,随后患者出现极度疲劳、气急、干咳、高热、大汗,同时患有卡氏肺囊虫肺炎。

【问题 1】 对于这类不明原因疾病,欲探讨其病因,首先应该考虑到什么?

资料显示,所有这些患者都有一个相同的特征:他们都是年轻的同性恋者。意识到该病例的特殊性和问题的紧迫性,Gottlieb 医生将发现撰写成报告发表,向同行提出警示,同时向公共卫生机构——亚特兰大疾病控制中心(CDC)进行了报告。

【问题 2】 接到这样的报告,CDC 应采取什么措施?

【问题 3】 请用描述流行病学方法描述上述病例的三间分布特征,并根据 Mill 准则提出病因假设。

【问题 4】 根据上述资料,你认为这个疾病是传染性疾病还是非传染性疾病?为什么?

【问题 5】 如果你认为这是一种传染性疾病,能否根据你所掌握的知识列出几种与该疾病临床表现和流行病学特征类似的传染病?并列出它们与该疾病临床表现和流行病学特征方面的异同?

【问题 6】 该疾病是否有可能是一种新的疾病?为什么?

【问题 7】 如果要探讨该疾病的病因,从流行病学的角度接下来需要做什么工作?收集哪些方面的资料?

与此同时,纽约大学医学院皮肤病学和微生物学教授 Alvin Friedman-kien 医生向 CDC 报告了另一种极为罕见的疾病的卡波西肉瘤突然暴发。卡波西肉瘤是一种分化较好的,由血管增生导致的多发性恶性肿瘤多发生于 50 岁以上的老年男性和免疫功能低下者。该病几乎绝无可能在年轻人身上发生;地区分布以东欧、地中海地区和亚撒哈拉非洲较多,在上述相对高发地区的老年人中,也是一种罕见病。而 Friedman-kien 医生发现的两名患者都是青年男性。之后几天内他在纽约的同行那里搜集到了30多个相同病例,所有病人都是性活跃的年轻男同性恋患者。

【**问题8**】 UCLA 报告的病例与纽约大学医学院报告的病例所患的是不同的疾病,他们是否可能存在联系?为什么?

【**问题9**】 如果你认为上述两家报道的疾病就是同一种新的疾病,请为该疾病制定一个明确的定义,以便在人群中进行该病的病例搜索和开展疾病监测。

【**问题10**】 根据以上信息,请提出该病危险因素(病因)的初步假设并阐明依据。

美国 CDC 意识到可能存在一种新的、不明原因的疾病传播的潜在危险,于是开展了对该病的监测工作。从 1981 年 6 月至 11 月,共有 76 例此类病人被确认。其后,CDC 将其命名为"男同性恋相关免疫缺陷综合征"(Guy related immuno deficiency,GRID)。与此同时,CDC 编制了详尽的调查表,收集了 70 例病例报告。对其中 50 例属于同性恋的患者进行了调查(case);另对 120 名同性恋中的非患者也进行了调查(control)。

【**问题11**】 上述研究方法是流行病学什么研究方法?

【**问题12**】 如果采用病例对照研究对可疑病因或危险因素进行筛选,你认为应该收集哪些方面的资料?

CDC 的专家们首先对洛杉矶、旧金山、纽约和迈阿密的患者进行了访谈,发现这些患者与非患者或一般人群有许多不同的行为特征,其中,性活动活跃、性伴侣数多以及各种药物和毒品(如俗称"激动(Rush)"和"爆破者(poppers)"的血管扩张剂)的滥用等均是可疑的危险因素。为此,他们编制了包含可能病因的调查表开展调查。研究结果显示,病例组在性生活上要活跃得多,拥有的性伙伴数倍甚至数十倍于其他健康的同性恋者。但关于"爆破者"的使用则没有显示出差别。

【**问题13**】 以上结果可以得出什么结论?

【**问题14**】 病例对照研究可能存在哪些偏倚?

【**问题15**】 上述病例对照研究结果是否已足以证明该病是一种性传播疾病,为什么?

【**问题16**】 接下来还应进一步开展哪些研究以验证性传播与该病的关系?

此后,研究者对 2507 名 HIV 抗体阴性的同性恋男子进行随访研究。根据他们中是否有肛交史分为暴露组与非暴露组,追踪观察两组HIV 抗体阳转情况。6 个月后,研究发现肛交与HIV 抗体阳转有联系。结果见表 4-4。当减少或去除暴露后,血清抗体阳转的危险性从 3.2%下降到 1.8%。

表 4-4 同性恋者肛交史与艾滋病感染的队列研究

	感染	未感染	合计
暴露组	58	490	548
非暴露组	3	643	646
合计	61	1133	1194

后来一项是否使用安全套的队列研究中,124 对坚持使用安全套的性伴侣中,没有出现血清学改变,而 121 对没有坚持使用安全套的性伴侣中,12 例血清抗体转阳。

【**问题17**】 请计算表 4-4 中肛交史与 HIV 感染关联强度指标,并解释之。

1982 年 6 月,CDC 发现一位 59 岁的血友病患者发生了 GRID,但他既不是同性恋者也不吸毒。数天后,第二例因使用血液制品而发生 GRID 的病例出现了,紧接着第三例……于是,CDC 提出了"获得性免疫缺陷综合征(acquired immune deficiency syndrome,AIDS)"这个新名词。由于血友病患者的凝血因子功能障碍,必须定期接受血液制品输注(凝血因子Ⅷ)。生产一份凝血因子需要 1000 到 2000 献血员的血液作为原料。在这类制品的生产中,血液要经过严格的过滤处理,通过这些处理,可以在制成品中完全除去细菌和其他病原微生物,能通过这些滤过屏障的只有病毒。

【问题 18】 血友病人感染艾滋病的发现给艾滋病病因探索提供了什么线索?

【问题 19】 请根据因果联系的推断标准,对肛交史和使用血液制品与 AIDS 的关系做因果联系推断。

【问题 20】 流行病学在"不明原因疾病"的病因研究中有什么作用?

(汪俊华)

实验四十七 "开胸验肺"事件折射的法律与社会问题思考

一、实验目的

通过新、旧《职业病防治法》的对比,使学生初步了解《职业病防治法》(2011 修改版)的相关内容,建立在临床工作中职业病防治的法律意识,提高社会责任感和理性地思考社会问题的能力。

二、实验学时

3 学时。

三、实验方法

本实验采取分组课堂讨论的方式进行,每组学生 10~20 人。教师首先介绍案例,然后组织学生围绕案例提出的问题进行讨论,并通过对比 2002 年和 2011 年《职业病防治法》的有关条款,引导学生思考案例中涉及的法律和社会问题。学生课后完成实验报告。

四、实验要求

教师提前 1 周布置实验,要求学生掌握有关职业病、尘肺病的概念和职业病的诊断原则;根据本实验案例中提出的问题,查阅并比较《中华人民共和国职业病防治法》2002 年版和 2011 年修订版的有关条款,为课堂讨论准备好所需的背景知识。

课堂讨论过程中,教师要注意引导学生思考,并把握讨论的方向和节奏。

五、实验背景材料

改革开放以来,随着我国工业企业,尤其是微小企业的快速发展,职业危害的种类和患者数量均呈快速上升的态势,尽管 2002 年 5 月 1 日我国《职业病防治法》正式实施,但仍没能遏制住这种快速上升的势头,职业病危害已经成为一个涉及国计民生的重大公共卫生问题。

2011 年 4 月 18 日,卫生部通报的 2010 年职业病防治工作情况显示,自 20 世纪 50 年代以来,全国累计报告职业病 749 970 例,其中累计报告尘肺病 676 541 例,死亡 149 110 例,现患 527 431 例;累计报告职业中毒 47 079,其中急性职业中毒 24 011,慢性职业中毒 23 068 例。仅 2010 年就报告新发职业病 27 240 例,较 2009 年的 18 128 例增加了 9112 例,增长了 50.26%。这些数字仅是从对 10% 左右的企业的职业健康监护中得来的,实际病例数要远远高于报告数字。

目前,全国涉及有毒有害品企业超过 1600 万家,接触职业病危害因素的人数超过 2 亿人。从煤炭、冶金、化工、建筑等传统工业,到计算机、汽车制造、医药、生物工程等新兴产业以及第三产业,都存在一定的职业病危害,我国接触职业病危害因素人群居世界首位,农民工是受职业病危害的高危人群。

2002 年 5 月 1 日起实施的《职业病防治法》,对职工权益的保护发挥了重要作用,但实施以来频繁爆出的职业危害事件也暴露了该法尚待完善。2009 年引发社会广泛关注的云南省昭通市水富县向家坝镇 50 多名农民工的矽肺事件和河南省新密市刘寨镇农民工张某的"开胸验肺"等一系列职业危害事件,促使人们对《职业病防治法》和《职业病诊断与鉴定管理办法》的反思,最终促成了我国《职业病防治法》的修订,推动我国职业病防治工作在法制化轨道上取得了新的进展。

临床医学生是我国临床医生的后备力量,了解国家的法律法规,提高其在临床工作中的法律意识,学会如何正确地思考和理解医学工作中面临的现实社会问题,对他们的健康成长具有十分重要的意义。

六、实验案例与讨论

【案例】 张某"开胸验肺"事件

张某,河南省某村村民,2004 年 8 月至 2007 年 10 月在郑州某耐磨有限公司打工,做过杂工、破碎工,其间接触到大量粉尘。2007 年 8 月起,张某开始出现咳嗽、胸闷等症状。起初当感冒治了很久,效果甚微。2007 年 10 月,张某从公司离职不久,到郑州市某人民医院检查,医生怀疑他是肺结核,但不能确诊。为查明病情,张某先后去过河南省和北京的多家医院检查,医生们都给出了一致的结论:尘肺病。

【问题 1】 什么是尘肺病?我国主要的尘肺病有哪些种类?

【问题 2】 导致尘肺病的主要原因是什么?

【问题 3】 哪些职业和工种是尘肺病的高危人群?

【问题 4】 根据《职业病防治法(2002 版)》和《职业病诊断与鉴定管理办法(2002版)》的规定,职业病诊断应当综合分析哪些因素?《职业病防治法(2011 版)》对此做了哪些修改?你认为修改的意义是什么?

2007 年 1 月,张某曾在某参加过单位组织的体检,并拍了胸片,但没有收到任何体检结果。2009 年 1 月 6 日,张某到该防疫站查询,得知当年体检时就发现其肺有问题,并通知单位让他去复查。他又找到单位询问,才知道单位私自扣下了复查通知,并没通知他。

【问题 5】 未将体检结果及时告知张某的行为,以及在张某离职时其单位违反了《职业病防治法(2002 版)》的哪些规定?

在被病痛折磨了两年后,张某来到某市职业病防治所请求进行职业病诊断和鉴定,被拒绝,理由是没有职业病危害接触史的相关证明。其曾经工作过的某公司拒绝出具有关张某的职业健康监控档案等相关材料。

【问题 6】《职业病诊断与鉴定管理办法(2002 版)》第十一条的规定,申请职业病诊断时应当提供哪些材料?

【问题 7】 某公司拒绝出具有关张某的职业史等有关材料的行为属于什么行为?为什么?

【问题 8】 张某被职业病防治所拒绝进行职业病诊断和鉴定揭示了《职业病防治法(2002 版)》存在哪些需要进一步完善之处?

【问题9】 《职业病防治法（2011版）》对《职业病防治法（2002版）》中第四十八条做了哪些重大修改，补充了哪些新条款？

为能进行职业病鉴定，从2009年2月起，张某走上了上访之路。5月25日，在政府有关部门的帮助下，某市职防所为其做了鉴定，并出具了诊断证明："尘肺0期（医学观察）合并肺结核"。在两年的求医过程中，张某在不同医院做了大大小小近百次检查，肺结核检查每项的结果都显示为阴性，而且这些材料都提交给了职防所。

【问题10】 为什么多家大型综合医院对张某的"尘肺病"诊断都不具有法律效率？折射出职业病诊断和鉴定中存在哪些法律缺陷？

面对某市职防所与国内多家大型医院截然不同的诊断结论，张某不服。为弄清自己的病情，张某不顾医生劝阻，决定"开胸验肺"。6月1日，张某拿着本来要做鉴定的7000多元钱，来到郑州某医院求诊。6月22日，在他的一再要求下，该院为他做了开胸手术，并进行了肺组织活检，诊断为"尘肺合并感染"。

但冒着生命危险进行"开胸验肺"之后得到的证明，并未能获得相关部门的认可。

张某"开胸验肺"事件经媒体报道后，在社会空前的关注下，7月24日，卫生部派出督导组赶赴某市。7月26日，在卫生部专家的督导之下，某市职业病防治所再次组织省、市专家对张某职业病问题进行了会诊，明确诊断为"尘肺病Ⅲ期"。张某同时被某市劳动局认定为工伤。7月30日，张某所在的工厂二分厂的4名工友被确诊为尘肺。7月31日，某市委决定，对张某开胸验肺事件涉及的某耐磨材料有限公司相关责任人员予以严肃处理。

2009年9月，张某最终获得某耐磨材料有限公司共计615 000元的赔偿，并与该公司终止了劳动关系。

【问题11】 张某本来正常的职业病诊断和鉴定诉求，为什么会演变成以"自残方式"来维权的"开胸验肺"事件？

【问题12】 我国职业病防治工作中"难监管、难鉴定、难维权"的"三难"现象折射出哪些问题？

【问题13】 《职业病防治法（2011版）》针对上述的"三难"问题做出了哪些新的规定？

【问题14】 要避免"开胸验肺"类似的悲剧不要再发生，你认为《职业病防治法（2011版）》还应在哪些方面进一步完善？

（包美玲）

实验四十八　对"三聚氰胺"事件的反思课堂讨论

一、实验目的

通过本实验，初步训练学生的批判性学习思维方式，学习对社会公共事件的关心和思考；了解《食品安全法》的主要内容。

二、实验学时

3学时。

三、实验方法

本实验采用课堂讨论的方式进行。带教老师首先组织学生学习《食品安全法》基本知识,然后介绍案例,通过对案例提出的问题的讨论,逐步引导学生思考"三聚氰胺"事件折射出的"凯氏定氮法"用于食品蛋白质检测的技术缺陷、我国"食品安全"存在的法律缺陷和社会道德问题。最后,教师对讨论进行总结和点评。

四、实验要求

1. 实验背景知识与技能要求 教师提前1周布置实验,要求学生课前预习本实验指导和提出的问题,并根据案例提出的问题查阅《食品安全法》等法律法规文件,收集"三聚氰胺"事件等国内外有关食品安全事件的报道;掌握食品污染、食品污染物、食品添加剂等基本概念,了解食品蛋白质含量检测方法等相关知识和《食品安全法》的主要内容。

2. 实验分组 一般每10~20名学生一个小组。

3. 讨论要求 讨论要围绕案例提出的问题进行,在讨论中,学生要表明自己的观点和依据。教师在讨论中把握讨论的进度和方向,引导学生深入思考案例提出的问题。

4. 总结与点评要点 总结要围绕案例进行,重点总结讨论中存在的问题和收获;教师的点评要重点围绕每一个问题所涉及的知识点,对学生讨论中观点的正确性、依据的充分性进行。

5. 实验报告要求 结合案例材料及课堂讨论结果回答案例提出的问题。

五、实验背景材料

近年我国发生的重大食品安全事件:

1. 染色馒头事件

时间:2011年4月

问题物质:过期馒头、色素、防腐剂

危害:过期馒头存在细菌超标的可能性,可导致腹泻等消化道症状。一次大量使用或长期食用色素超标食品,可能会引起过敏、腹泻等症状,当摄入量过大,超过肝脏负荷时,会在体内蓄积,造成肝、肾损伤。

原因:①以色素替代食材(玉米面、高粱面、巧克力等)所产生的颜色,牟取暴利。②违规添加防腐剂,延长食品保质期。

2. "瘦肉精"事件

时间:2011年3月

问题物质:"瘦肉精"即盐酸克伦特罗

危害:急性中毒可引发头晕,乏力、心悸、心律失常、面颈、四肢肌肉颤动,有手抖的症状,甚至不能站立,原有心律失常的患者更容易发生反应。加重高血压、冠心病、甲状腺功能亢进症状。可引发过敏,反复使用会产生耐受性,对支气管扩张作用减弱及持续时间缩短。

原因:①不法商贩为提高生猪瘦肉产出率,向猪饲料中非法添加"瘦肉精"。②生产企业缺乏对生猪的检验。③食品安全监管部门失察。

3. 地沟油事件

时间:2010年3月

问题物质:废弃油脂(地沟油)

危害:食用后可引起腹泻、腹痛、消化不良等症状,有致胃癌、肠癌的可能性。

原因:①不法商贩(生产者和食品加工、销售者)可以从中牟取暴利。②监督部门缺乏对废弃油脂流向的监管。

4. 三鹿奶粉事件

时间:2008 年 7 月

问题物质:三聚氰胺

危害:引起泌尿系统结石。重者可引发肾衰竭。有致癌的可能性。

原因:①不法生产者受暴利的驱使,非法向食品中添加三聚氰胺。②食品蛋白质含量检测方法的局限性。③既往国家标准中缺乏对食品中的非食品添加剂的检测程序和标准。④获"免检"资格后缺乏监管。

5. 红心鸭蛋事件

时间:2006 年 11 月

问题物质:苏丹红

危害:长期食用可致癌。

原因:①不法商贩向鸭饲料中非法添加苏丹红,使其产出的鸭蛋蛋黄发红,最终制成的咸鸭蛋可呈现出"漂亮"的红色。②既往国家标准中缺乏对食品中的非食品添加剂的检测程序和标准。

6. 福寿螺事件

时间:2006 年 6 月

问题物质:受广州管圆线虫污染的福寿螺

危害:160 余名食客食用未经充分加工的福寿螺后导致感染广州管圆线虫。出现剧烈头痛、颈项强直、躯体疼痛、低中度发热等神经系统受损症状。寄生虫幼虫侵犯中枢神经系统,可引起脑膜炎。

原因:食品烹调加工方式不当,未充分加热灭菌灭虫。

7. 大头娃娃事件

时间:2004 年 4 月

问题物质:以麦芽糊精、淀粉冒充奶粉

危害:婴幼儿长期食用碳水化合物含量过高、蛋白质含量不足的奶粉可出现水肿型的蛋白质能量营养不良。严重的导致免疫力低下、甚至因营养不良而死亡。

原因:①不法商贩以次充好,将麦芽糊精添加到婴幼儿奶粉中。②农村地区婴幼儿食品质量缺乏有效监管。

8. "敌敌畏"火腿事件

时间:2003 年 11 月

问题物质:敌敌畏

危害:一次大剂量摄入可致死。长期低剂量摄入可影响消化道功能。远期效应:生殖毒性、致癌。

原因:生产者为延长食品保质期,在火腿生产加工过程中非法使用敌敌畏作为防腐剂。

思考题:总结上述食品安全事件原因。

六、实验案例与讨论

【案例】 三聚氰胺事件

2008 年 6~7 月兰州当地多家医院先后接诊了多例肾结石患儿,临床表现为多天无尿,急性肾衰竭。部分患儿需手术治疗。多数患儿患病时不足一岁。婴儿肾结石属罕见疾病,这一现象引起了当地医院医务人员的重视。

【问题1】　若你作为接诊医生,对病因作何考虑?下一步工作如何开展?

在一定区域内,泌尿系统结石主要与饮食饮水关系密切,婴幼儿饮食来源单一,生活行为较为规律,经当地卫生部门开展流行病学调查,高度怀疑病因为婴儿食用的某品牌奶粉。经实验室检验,该品牌奶粉中钙含量>500mg/100g,含量较高。

【问题2】　此时可否明确病因为高钙饮食?为什么?

进一步对患儿手术后取出的结石进行实验室检验,发现结石主要为尿酸胺结石而非一般的尿酸结石。这与先前推断的高钙饮食引发的肾结石推测相悖。

随着同类患儿的逐渐增多,引发了国内媒体和卫生部的高度重视,经排查,确认是由于三鹿牌奶粉中添加了三聚氰胺,以提高奶粉氮含量。该事件定性为重大食品安全事故,启动国家重大食品安全事故I级响应。此后,随着调查进一步深入,三聚氰胺在其他 22 个品牌 66 个批次的婴儿配方奶粉中被检出。最终三聚氰胺被确认为是引发婴儿肾结石的罪魁祸首。

2008 年 9 月,卫生部就"毒奶粉"事件对外界发表公告,在婴幼儿配方奶粉及奶制品中发现的非法添加的三聚氰胺是此次事件的罪魁祸首。该事件导致国内超过 5.4 万名婴幼儿因可能的肾小管堵塞和肾结石等尿路疾病而寻求治疗,其中有死亡病例。

【问题3】　什么是食品添加剂?对人体是否有害?

三聚氰胺(melamine)(化学式:$C_3H_6N_6$),俗称密胺、蛋白精,IUPAC命名为"1,3,5-三嗪-2,4,6-三氨基",是一种三嗪类含氮杂环有机化合物,不可燃,在常温下性质稳定。它是白色单斜晶体,几乎无味,20℃水中溶解度为 0.33g,微溶于乙二醇、甘油、乙醇,可溶于甲醇、甲醛、乙酸、热乙二醇、甘油、吡啶等,不溶于丙酮、醚类。三聚氰胺是一种重要的化工原料,其化合物在工业生产中用途广泛,如生产塑料、涂料、粘接剂、防水剂的固定剂或硬化剂等。(图 4-1)

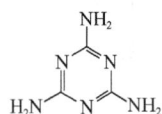

图 4-1　三聚氰胺化学结构

人类暴露于三聚氰胺的途径有以下 3 种:环境暴露、职业暴露和消费暴露。但经经济合作与发展组织(Organization of Economic Cooperation and Development,OECD)以及美国食品和药物管理局(Food and Drug Administration,FDA)的安全性评估发现,三聚氰胺无论通过环境暴露还是其他方式的暴露对人类的危险性很低。但若长期食用含三聚氰胺的食物,则有可能对健康造成损害。

实验研究发现,三聚氰胺急性毒性实验中大鼠口服半数致死量大于 3g/kg 体重。亚慢性、慢性毒理实验均发现实验动物的泌尿系统出现结晶,对泌尿系统造成影响。动物长期摄入三聚氰胺可造成生殖、泌尿系统损害,膀胱和肾都会出现结石,并可进一步诱发膀胱癌。

【问题4】　不法分子为什么要在奶粉中添加三聚氰胺?钻了什么空子?

食品和饲料中蛋白质含量通过"凯氏定氮法"测出的含氮量来估算。该方法存在一定的缺陷,它把样品中测出的氮元素(包括:蛋白质氮和非蛋白质氮)统统算成蛋白质中的氮元素。正常奶粉和液体奶中蛋白质的含量分别为 20%~30% 和 2.7%~3.1%。蛋白质主要由氨基酸组成。蛋白质平均含氮量为 16% 左右,而三聚氰胺的含氮量为 66% 左右,可使奶制品中蛋白质含量的测定值偏高,从而使劣质奶制品通过了食品检验机构的检测。

以牛奶造假为例:每 100g 牛奶含蛋白质 2.7g 以下的,每千克收购价为 1.2 元;每 100克牛奶含蛋白质 3.1g 以上的,每千克收购价为 1.8 元。将每 100g 含蛋白质 2.7g 以下的牛奶变成"每 100g 含蛋白质 3.1g 以上"的牛奶,只需加不到 0.1g 的三聚氰胺,成本 0.011 元,收购价提高 0.6 元,这样利润将超过 50 倍。若制造的是奶粉,由于没有溶解度的限制,三聚氰胺的含量可更高。

【问题 5】　三聚氰胺事件暴露出哪些问题?

【问题 6】　除"凯氏定氮法"外,还有那些方法可以检测食品中蛋白质含量?

【问题 7】　如何提高食品中蛋白质含量检测的准确度?

经三鹿奶粉事件后,国内对三聚氰胺的检查标准进行了调整,原有的临时检测限量值标准中仅对乳制品及含乳食品进行了规定:①婴幼儿配方乳粉中三聚氰胺的限量值为 1mg/kg,高于 1mg/kg 的产品一律不得销售。②液态奶(包括原料乳)、奶粉、其他配方乳粉中三聚氰胺的限量值为 2.5mg/kg,高于 2.5mg/kg 的产品一律不得销售。③含乳 15% 以上的其他食品中三聚氰胺的限量值为 2.5mg/kg,高于 2.5mg/kg 的产品一律不得销售。但调整后,检测的范围扩大,对幼儿食品和其他食品中的三聚氰胺限量值都进行了规定:婴儿配方食品中三聚氰胺的限量值为 1mg/kg,其他食品中三聚氰胺的限量值为 2.5mg/kg,高于上述限量的食品一律不得销售。

【问题 8】　既然三聚氰胺对人体有害,尤其是对婴幼儿危害更大,为何三聚氰胺在婴幼儿食品中的限量标准不调整为 0mg/kg?

经相关部门调查、取证核实,涉嫌奶粉中非法添加三聚氰胺的个人和企业法人代表最终被绳之以法。其中三鹿奶粉集团董事长田某某被判生产、销售伪劣产品罪,判处无期徒刑,剥夺政治权利终身,并处罚金人民币 2468.7411 万元。被告人高某某因生产、销售含有三聚氰胺的"蛋白粉"犯以危险方法危害公共安全罪,被判处死缓。被告人张某某、薛某某犯以危险方法危害公共安全罪,被判无期徒刑。其他 15 名被告获二年至十五年不等的有期徒刑。

【问题 9】　食品生产者的主要社会责任是什么?

【问题 10】　在经济社会中食品生产者和经营者应具备的基本道德底线是什么?

【问题 11】　近年食品安全事件频发,暴露出我国在食品安全立法和监管体制方面存在哪些问题?

一系列食品安全事件推动了我国食品安全立法工作,2009 年 6 月 1 日起《中华人民共和国食品安全法》正式施行,《中华人民共和国食品卫生法》同时废止。

【问题 12】　《食品安全法》与《食品卫生法》相比,有哪些进步?

【问题 13】　2009 年 6 月 1 日起《食品安全法》正式施行以来,我国又相继发生了"老酸奶"事件、"地沟油"事件等多起影响巨大的食品安全事件,三聚氰胺奶粉也有死灰复燃的报道。试分析《食品安全法》的缺陷。

(蔡毅媛)

实验四十九　心理应激的晤谈、评估与干预方案设计

一、实验目的

通过本实验使学生掌握心理应激的健康危险度评估的常用方法和技巧,同时学会运用所学的心理学知识进行简单心理应激的干预方案设计。

二、实验学时

2 学时。

三、实验背景知识

角色扮演法是由表演问题情境和讨论表演来探索感情、态度、价值等问题和解决问题的策略。其目的在于引导学生发现问题、提出问题、提出假设和检验假设,并透过故事情节和问题情境的设计,让学生在设身处地模拟的情况下,扮演故事中的人物,理解人物的心理世界,进而增进对问题情境的理解,找到解决问题的方法。

情景模拟(simulation)是指根据对象可能担任的职务,编制一套与该职务实际情况相似的测试项目,将被测试者安排在模拟的工作情境中处理可能出现的各种问题,用多种方法来测评其心理素质、潜在能力的一系列方法。情景模拟并不是一种新发明或创造。从古至今在人才测评的实践中经常运用,只是在现代人才选拔测评对其程序和方法进行了一些规范性处理,并形成了一些比较有特色的方法被广泛采用。

心理应激是有机体在某种环境刺激作用下由于客观要求和应付能力不平衡所产生的一种适应环境的紧张反应状态。一个人在一定的社会环境中生活,总会有各种各样的情境变化或刺激对人施以影响,作用刺激被人感知到或作为信息被人接收,一定会引起主观的评价,同时产生一系列相应的心理生理的变化。通过信息加工过程,就对刺激做出相应的反应。如果刺激需要人做出较大的努力才能进行适应性反应,或这种反应超出了人所能承受的适应能力,就会引进机体心理、生理平衡的失调即紧张反应状态的出现。

干预技术:

心理急救

(1)接触和参与

目标:倾听与理解。应答幸存者,或者以非强迫性的、富于同情心的、助人的方式开始与幸存者接触。

(2)安全确认

目标:增进当前的和今后的安全感,提供实际的和情绪的放松。

(3)稳定情绪

目标:使在情绪上被压垮或定向力失调的幸存者得到心理平静、恢复定向。愤怒处理技术、哀伤干预技术。

(4)释疑解惑

目标:识别出立即需要给予关切和解释的问题,立即给予可能的解释和确认。

(5)实际协助

目标:提供实际的帮助给幸存者,比如询问目前实际生活中还有什么困难,协助幸存者调整和接受因应激改变了的生活环境及状态,以处理现实的需要和关切。解决问题技术。

(6)联系支持

目标:帮助幸存者与主要的支持者或其他的支持来源,包括家庭成员、朋友、社区的帮助资源等建立短暂的或长期的联系。

(7)提供信息

目标:提供关于应激反映的信息、关于正确应付来减少苦恼和促进适应性功能的信息。

(8)联系其他服务部门

目标:帮助幸存者联系目前需要的或者即将需要的那些可得到的服务。甄别处理。

四、实验要求

1. 实验背景知识与技能要求 学生熟悉与掌握应激常用的健康评估的方法和常用的

应激干预方法。对干预方案的制订过程有大致的了解。并能掌握和运用晤谈的技巧。

2. 实验准备要求　2 个应激的案例和与 2 个应激案例相关的生动视频,晤谈现场模拟所需的设备,心理健康评估所需量表(事件影响量表修订版 IES-R 、SCL-90 症状自评量表)。

3. 实验报告要求　要求学生提交相应案例的评估报告和应激干预方案。

五、实验内容、方法与步骤

(一) 实验内容

本实验采用课前扮演应激者角色的学生观看应激视频,充分了解教学应激案例,并体会案例中角色在应激状态中心理变化过程和具体的心理状态;课上,扮演应激者的学生扮演应激者接受其他扮演评估者的学生的晤谈和评估。扮演评估者的学生也应事前了解案例的经过,并为开展评估做好准备:掌握应激晤谈的技巧,设计合适的晤谈内容和方法、选取相应的评估方法和工具,制定相应的简单干预方案。

扮演应激者的学生在课前熟悉案例和观看应激视频时应具体思考以下问题:

(1) 作为案例中的求助者的心理感受是怎样的? 会有怎样的行为反应?

(2) 如何进行科学的心理评估?

(3) 如何制定一份合适的干预方案?

(二) 实验方法与步骤

(1) 选取 3~5 个自愿参与实验的学生扮演应激者,让其课前观看相应的应激视频,了解案例的详细过程,并着重注意实例中的情感体验和咨询师的具体谈话内容等。

(2) 在扮演应激者的学生观看应激相关视频的同时,教师引导其把自己想象成视频中应激的对象,观察与体验应激对象的情感和内心感受。

(3) 其他同学扮演评估者,在上述两个步骤进行的同时,让评估者对案例做大概了解,使其能选取适用的评估方法和评估工具。

(4) 评估现场模拟:评估者应用所选取的评估方法和评估工具,对扮演应激者的学生进行现场晤谈与评估。要求扮演应激者的学生尽量按照案例的真实情况,根据自己观看视频时的情感体验和心理感受,扮演应激者并做出相应的心理和行为反应。

(5) 评估结束后,带教老师对扮演应激者的学生进行实验引出的集体晤谈,使学生摆脱想象的应激对象的角色。

(6) 对实验案例的评估方法进行评述。教师对实验中扮演应激者的学生的表演、评估者采用的评估方法、工具和晤谈技能的优点与不足进行评述,并要求学生根据评述对评估方法进行修改。

(7) 要求扮演评估者的学生自己制定干预方案,并与老师和扮演应激者的学生讨论方案的可行性,修改干预方案。

六、典型案例介绍

【案例】　患者狄某,父母均为国家干部,本有一个哥哥,但已殁。狄某的父母工作忙碌、常年出差在外,因此他和他的哥哥都由爷爷奶奶带大。到了狄某上小学二年级时(哥哥上小学三年级),他们才回到父母身边。一家四口团聚一起,关系却并不和谐。不知为什么,母亲对狄某比较喜爱,而对他的哥哥却很不喜欢。哥哥曾私下里对狄某说:"未必我不是妈妈亲生的吗?"他哥哥常遭母亲训斥和责打,丝毫得不到母爱的温暖。哥哥读五年级时,逆反心理加重,常与母亲顶撞,为了抗议母亲的打骂训斥,哥哥竟外出不归,流浪到了外地。一天,公安局的人找上门来了,通知他的父母说,你们的儿子在某城市遭了车祸,双腿都撞断了。他和父母便前往该市探视他的哥哥。在病房里,狄某搂着哥哥痛哭,父亲也十分痛心,而母亲却大骂哥哥:"你这个小赤佬,从小就是害人精,跑出了家门都还要害我们,你还不如死了的好!我不认你这个孽种!"当时,哥哥一言未发,只是愤怒地注视着母亲,但是当天晚上,哥哥竟凭着两手拖着残损的身躯爬上了窗台,从那里跳了下去!那是九层的高楼,哥哥粉身碎骨!……从此,他、他爸爸,都与母亲在感情上产生了很深的隔阂。不久,整天郁郁不乐的父亲患上了肝癌,入院数月便去世了。家中只剩下他和母亲二人,他成了她唯一的精神支柱。他在心中对她有着怨恨,表面虽然是尊重她,也听她的话,可是他很不想和她待在同一个空间里。母亲是爱他的,比过去任何时候都更爱他,可他觉得就是这种褊狭的母爱使哥哥丧了命,他不仅觉得妈妈是有罪的,就连他自己也有负罪感。他觉得如果妈妈当初只生了哥哥而不生他,妈妈肯定不会不喜欢哥哥,哥哥当然也就不会死去。还有,妈妈虽然无微不至地关心他,却并不尊重他的人格,任何事情都要他按她的意愿行事。回想起来,他从小一直都是听她的话的,哥哥则较有主见,可能正是因此,母亲才喜欢他而不喜欢哥哥。意识到这一点以后,他与母亲产生了强烈的对立情绪。只要能不回家,他就尽量不回家,反正他也有充足理由,因为他是住校生,不是走读生,平常时候学校也不让他们回家。高中即将毕业时,他与妈妈又发生了激烈冲突,填写高考志愿时她要他全填本市的大学,他一心想远离她,当然尽填外地大学。争执不下,母亲就下了最后通牒:"你若要填那些大学,将来我是不会给你生活费的!看你怎么读书!"他也火了,说:"只要考得上,我不要你的一分钱!也不会再回家!"母亲大哭了一场,当天母子俩没再说一句话。第二天,他回到了学校,埋头于复习之中,一连两周没回家。不料母亲却节外生枝,托人在本市联系了一家独资企业,让他放弃高考到那里去做事。她来到学校,找校长、找班主任、找各科的老师,向他们"宣布"说:"我儿子不参加高考了,高中毕业后就工作。希望老师们不要给他太多的作业,让他多些社会实践倒是可以的。"狄某急坏了,对母亲说:"我年纪还小,应当多读些书,这么早就参加工作不利于将来的发展。"她母亲就说:"你只要报考本市的大学,我就同意你参加高考,否则你就得放弃高考。"儿子一言不发,以示对母亲意见的否定。母亲十分恼火,竟当着校长、老师和同学的面狠狠打了儿子一记耳光。儿子当时几乎呆住了,稍顷,爆发出一声哭嚎:"你不是我妈!"母亲也是呆了一呆,然后捂着脸奔出了学校。狄某是一个聪慧、上进、自尊心极强的高中生,已经要毕业要高考了,却当着众多老师和同学的面,挨亲的耳光,他感到是蒙受了奇耻大辱!认为她虽然是他的母亲,但对儿子人格的践踏同样令人不能容忍!他怨恨至极,决心以死来表示对母亲粗暴行为的抗议,维护自己的人格尊严!他卖掉了饭菜票和手表,买了车票乘车去到了五百公里外的一个著名的风景区,想寻找一个适当的结束生命的手段,但由于种种原因未能如愿。最后他又返回了学校,准备绝食而亡。同学发现以后,把情况报告了老师。老师和学校的领导想尽了办法,磨破了嘴唇,也没能说服他放弃绝食。他的母亲也赶来哭劝儿子不要轻生,但他根本不理母亲,始终一言不发。学校只好请来了公安人员,公安人员建议请心理医生帮助,一起来做他的工作。

治疗过程:

这是一个较为特殊的案例,对这一企图自杀同学的挽救,已经超出了心理咨询治疗的范畴,须由学校、医院、心理咨询人员、家属和公安人员共同参与救助和施治。

对于已经开始绝食的自杀者,救助的关键是怎样使他开始进食。一日三餐对于每一个正常人来说,都是必须、自然而然的事情,但对于已经开始绝食的自杀者来说,从绝食到进食之间却有一条天河般的界限横亘在其间。进食就意味着停止原有的自杀企图,意味着妥协。迈不迈这一步,在他心理上会发生极为剧烈的冲突,自尊心在这里起着特殊的作用。对他来说,终止自杀行动是不体面的,是一种"贪生怕死"的怯懦表现,同时他也害怕别人讥笑他,说他"本来就不想死"或"以死作要挟的手段"……。当然可用强制的手段使他不致脱水而死,但那不是治本的办法,因为只要他思想上未能转过弯来,以后他随时都还可以用其他方法寻死。所以,必须从根本上解决问题,也就是从心理上予以救治。

心理上的救治,宜采用认知领悟疗法和疏导疗法,还必须有其家庭、亲友的密切配合。首先是为他创造一个宣泄内心痛苦体验的机会,诱导他尽情倾吐心中的积郁。在此基础上再进一步向他指出:"选择绝食或任何一种形式进行自杀、自戕,都是对社会和家庭不负责任的表现;不珍惜自己前途和生命,既是对自己不负责任,也辜负了亲人和老师对你的厚爱和期望。国家培养你到了高中毕业阶段,你即将进入更高层次的学校学习或踏入社会作贡献,此时你却选择死,是一种逃避。"他回答说:"我知道如果死了是很对不起一些人的,但至少可以对得起我的哥哥……"心理医生说:"你哥哥的死是是非非我们现在不忙讨论。但是你必须明白一点,那就是你的哥哥决不希望你步他的后尘!他是很爱你的吗?"狄某含泪点头。心理医生又说:"既然他是爱你的,他肯定希望你在人世间有一番作为,或是考上大学学得更多的有用的知识,或是踏上社会成为社会的栋梁。现在,你母亲已经充分认识到了她的过错,你难道就不能原谅母亲的过失,给她一个改正的机会?还有,你妈妈的许多思想行为都表明,她有一定的心理疾病,很可能与你哥哥的死不无关联,很可能是深深的内疚、自责造成了某种病态心理。也就是说,一方面她确实是有着自责的,一方面她是不正常的,这两点都是令人同情和可以原谅的吧?"这些道理得到了他的认同,但他还是"羞"于开口进食。心理医生在与他深入的交谈中了解到,他最爱戴的人是他的祖父,便建议尽快安排其祖父前来配合救助。最后,当他的祖父从千里之外赶到他的病床前,他在这最具权威的长辈面前,终于停止绝食。开始进食以后,安排他暂时离开了学生宿舍,去到叔父家中暂住。

狄某暂住叔父家中时,心理医生定期前去为他作心理咨询治疗,他的母亲也每周三次前往探望儿子,向儿子诚恳地承认了错误(附带说明一下,其母在此期间内也接受着心理治疗),三个月后,狄某基本恢复了正常心态,度过了心理危机。当年的高考他未能参加,但第二年他顺利地通过了高考,进入了本省的一所师范大学就读。

专家点评或综述:

由于自杀的心理行为过程一般为:挫折→虚无感→对现实的普遍冷淡曲解而心怀报复→绝望→自杀强迫意念产生→自杀行为。因此,要防止自杀的发生,应分别根据患者自杀的心理问题而分别进行针对性治疗。但治疗的第一步应是消除自杀冲动,也就是解除自杀强迫意念,主要以心理咨询为主,然后进行心理治疗,并可根据患者是否表现出狂躁予以药物处理。这一切都必须在医生的直接指导下进行。与此同时:

首先,解除家庭方面的压力。家庭的压力可导致青少年发生情绪危机。如父母离异、家庭不和睦等。因此,要求父母及家庭成员应经常了解孩子的内心活动,及时给予开导,帮助解决实际问题。如稳定情绪或诱导宣泄等,从而排除忧患。还可到心理咨询机构进行心理咨询。

其次,社会各方面要进行危机干预。自杀者从遭受挫折、产生绝望到实施自杀通常有一个心理过程,即自杀先兆。因此社会各方面要成立心理咨询小组,帮助有自杀意念的人解除心理矛盾。还应组织人力对自杀行为进行预测,从而加以防范。据统计,从自杀预警到行为实施,历时半年以上者达百分之八十一点三,故有充分的时间来预防。

最后,青少年应提高心理受挫力。青少年自杀多与个体的性格有关。性格严重内向或抑郁者,承受挫折的能力不强,易受到事情消极面的影响,从而产生自杀心理;性格执拗者,一旦受挫便易产生轻生念头。因此青少年必须纠正自己的一些不良性格,掌握合理宣泄情感的技巧,建立起良好的自我防御机制。一旦遭受了挫折,可以改善策略,或降低目标,或重新选择手段,再作尝试;可以暂放弃当前目标,从别的方面获得成功来予以补偿;可以采取妥协折中的办法,找理由进行自我安慰。

【问题1】 心理应激中心理急救的主要步骤有哪些?

【问题2】 如何进行心理应激的心理评估?

(王加好 邓 冰)

实验五十 临床个体病例对群体健康问题的警示案例讨论

一、实验目的

通过本次实习,使学生具体了解慢性铅中毒、苯中毒、蛋白质-热能营养不良的临床表现和危害,掌握通过这些临床个体病例发现群体健康事件和处理这些事件的基本知识,并能通过这些案例举一反三,建立预防医学的群体观思想。

二、实验学时

3学时。

三、实验方法

本实验采用课堂讨论的方式进行。带教老师首先组织学生学习相关案例的基本知识,然后介绍案例,通过对案例提出的问题进行讨论,逐步揭示从一个临床个体病例如何发现群体健康事件,以及处理这些事件的相关法律法规的规定,最后,教师随机点3名学生分别对3个实验案例进行总结,由教师对整个讨论进行点评。

四、实验要求

(1)教师提前1周布置实验,要求学生课前预习本实验指导和提出的问题,并根据案例提出的问题查阅《突发公共卫生事件应急条例》、《国家突发公共卫生事件应急预案》、《群体性不明原因疾病应急处置方案(试行)》等法律法规文件,并复习案例涉及的慢性铅中毒、慢性苯中毒和蛋白质-热能营养不良的相关知识。

(2)实验分组:一般每10~20名学生一个小组。

(3)讨论要求:讨论要围绕案例提出的问题进行,在讨论中,学生不仅要表明自己的观点,更重要的是必须为自己的观点提供依据。教师在讨论中把握讨论的进度和方向,引导学生介绍他们所知道的案例,并引导学生深入思考每个案例事件可能导致的社会影响。

(4)总结与点评要点:总结要围绕每一个案例进行,重点总结讨论中存在的问题和收获;教师在点评中,重点是围绕每一个问题所涉及的知识点对学生讨论中观点的正确性、依据的充分性进行。

(5)学时分配:学生课堂讨论2学时,总结与点评1学时。

五、实验背景知识

自2003年SARS暴发流行后，许多医院不断加强了应对SARS、手足口病、甲型HlN1流感、自然灾害、食物中毒、重大交通事故等一系列重大突发公共卫生事件的能力，但是，由于在我国医学教育中的"医防分离"和课程设置上的"重治轻防"，使得医学生更重视个体疾病的诊断和治疗，缺乏群体观，这将使其在今后的临床诊治思维中只限于考虑就诊患者，而忽视了患者后面还隐藏着大量同样受害的人群，错过早期发现的机会，导致疫情扩散或危害进一步加大。

因此，在临床医学的教学中，使学生逐步形成预防疾病的群体观，诊治疾病的整体观，使学生不仅获得个体诊疗知识和技术，而且掌握促进群体健康和预防疾病的能力。

临床医生往往最早接触患者，最有机会早期发现公共健康危害。2002年11月16日广东佛山市"非典"患者被认为是中国最早的"非典"患者，遗憾错过了早期发现和报告的机会；近几年我国浙江、陕西、云南、四川等省先后爆出的人群铅中毒事件，居然多数是被新闻媒体抢了先机。在这些事件被曝光前，村民们都带孩子到过多家医院就诊，并被诊断为铅中毒，当这些诊断引发村民的恐慌后新闻媒体介入才被曝光。

2008年6月28日，位于兰州市的解放军第一医院收治了首例患"肾结石"病症的婴幼儿，据家长们反映，孩子从出生起就一直食用河北石家庄三鹿集团所产的三鹿婴幼儿奶粉。7月中旬，甘肃省卫生厅接到该医院婴儿泌尿结石病例报告后，随即展开了调查，并报告卫生部。随后短短两个多月，该医院收治的患婴人数就迅速扩大到14名。至9月11日，除甘肃省外，陕西、宁夏、湖南、湖北、山东、安徽、江西、江苏等地都有类似案例发生。9月11日卫生部指出，调查发现甘肃等地报告的多例婴幼儿泌尿系统结石病例多有食用三鹿牌婴幼儿配方奶粉的历史。经相关部门调查，高度怀疑石家庄三鹿集团股份有限公司生产的三鹿牌婴幼儿配方奶粉受到三聚氰胺污染。至此，一场引发中国奶业地震的三聚氰胺事件被掀开了序幕。这次事件在中国令至少6000余名婴儿致病，4名死亡。下架退市的"问题奶粉"达3215.1吨。包括三鹿等品牌的22家企业生产的婴幼儿配方奶粉上了"黑名单"。

上述案例提示，培养临床医学生的整体思维和群体观，提高其在临床工作中通过临床个体病人发现群体健康危害的能力具有十分重要的意义。

六、实验案例与讨论

【案例一】 患者，男，7岁。据其母亲介绍，近来孩子突然出现厌食、呕吐、哭闹无常、拉肚子等症状，上课时犯困，双腿无力，在学校还经常和同学发生摩擦。在当地卫生院治疗不见好转，县医院检查未见异常，前来本院就诊。

【问题1】 根据上述资料，总结该患者有哪些临床特征？

【问题2】 请阐述儿童铅中毒主要临床表现。

【问题3】 如果怀疑该患者为铅中毒，你认为病史还应补充哪些内容？

【问题4】 如果要证实该患者为铅中毒，应做哪些临床检验？

经进一步追问病史发现，距离患者居住的村寨不到100m有一家生产铅酸蓄电池的工厂，除了患者出现这样的症状外，还有大量的儿童亦出现了类似的情况。该患者检验报告显示，血铅为420μg/L。

【问题5】 根据《儿童高铅血症和铅中毒分级和处理原则（试行）》（卫生部2006年2月发布），该患者属于铅中毒几级？

【问题6】 通过该患者铅中毒个例是否可警示患者居住地有可能已发生危害公众健康

事件？

【问题7】 如果要证实该地发生了危害公众健康事件，还应该做哪些工作？

【问题8】 请介绍你所知道的环境污染所导致的群体铅中毒事件。

【案例二】 患者，女，31岁。12月29日在工作时昏倒，被工友送某医院救治。医院诊断：急性再生障碍性贫血。

【问题1】 针对上述资料，对该患者应询问哪些病史内容？

进一步询问得知，该患者于今年3月到某鞋厂打工，从事手工包鞋跟的工作。5月起双手开始发痒、破皮。9月出现牙龈出血、头昏、耳鸣、眼花、乏力。12月29日昏倒入院。

【问题2】 该患者从事的工作是否与其患病可能有关？可能的病因是什么？

【问题3】 该患者可能通过什么途径接触到有害因素？

【问题4】 哪些工种的工人容易受这种有害因素的影响？

【问题5】 如果患病与其从事的工作有关，她的工友们是否有可能也遭到了同样的职业危害？

【问题6】 根据《职业病防治法》的相关规定，临床医生应该怎么处置？

【案例三】 患儿，男，4个月龄。因发烧1天入院。入院体检：精神萎靡，面色苍白，呈重度营养不良外貌，全身水肿，四肢肌力低下；腹壁皮下脂肪<0.4cm，四肢皮下脂肪菲薄；心率88次/分，心音低，律齐；两肺有湿啰音；腹胀，肠鸣音减弱；肝肋下刚触及。身高55cm，体重4.84公斤；臀部、右大腿和右脚皮肤感染溃烂。实验室检查：总蛋白30g/L，血浆白蛋白20g/L，血红蛋白70g/L，血清钾2.5mmol/L，血清钠130mmol/L，血清钙1.94mmol/L。

【问题1】 根据以上资料，你认为该患儿患的是什么疾病？

【问题2】 要查明患儿的病因应该询问哪些内容？

经询问患儿的喂养史得知，孩子刚出生时3.2kg，由于母亲生完孩子一直没有奶，从孩子出生开始一直食用某品牌"婴儿新配方"奶粉，这是从批发市场以每袋8元批发来的。近来，家长发现4个月以来孩子几乎没怎么长大，却一天天"胖"起来，用手指一按发现孩子身上都是"坑"，但手、胳膊等却不见长，头部与身体比例明显失调。而且精神似乎也没有其他的婴儿那么好，睡眠也特别不好，浑身一度不敢触摸，一摸孩子就哭，屁股也不敢拍，严重时躺着、抱着他都不能入睡。孩子还经常感冒发烧和拉肚子。孩子喝奶粉的热情也逐渐减退，两个多月时吃到80ml，后降到70、60、50ml，越吃越少。

【问题3】 根据喂养史和家长叙述的孩子病史，你认为孩子的病因是什么？

【问题4】 如果孩子患病与食用某品牌"婴儿新配方"奶粉有关，将意味着什么？作为临床医生应该怎么办？

后经有关部门调查，该品牌"婴儿新配方"奶粉实际蛋白质含量只有1.19g/100g，远远低于18g/100g的标准含量(中华人民国国家标准 婴儿配方乳粉Ⅰ,GB10765-1997)，属不合格奶粉。由国家食品药品监督管理局、国家质检总局、国家工商总局、卫生部组成的专项调查组先后奔赴事发地。经对当地2003年3月1日以后出生、以奶粉喂养为主的婴儿进行的营养状况普查和免费体检显示，因食用这种奶粉造成营养不良的婴儿229人，其中，轻中度营养不良的189人，造成营养不良而死亡的婴儿12人。该事件震惊全国。随后，重庆、江苏、甘肃、浙江、四川等全国各地相继发现这种假奶粉。

(宋沈超)

实验五十一　临床工作中医学科学与医学人文精神融合案例讨论

一、实验目的

通过实习,使学生理解人文精神在临床工作中的重要性,初步建立医学人文观念,为临床工作中医学科学精神与医学人文精神的融合,更好地开展临床诊疗和临床预防服务工作奠定一定的基础。

二、实验学时

5 学时。

三、实验方法

本实验采用课堂讨论实验案例和由学生收集并课堂报告案例的方式进行。前 3 个学时,带教老师首先介绍实验案例,通过对案例提出的问题进行讨论,逐步揭示临床工作中医学科学与医学人文的关系,以及医学人文精神在临床工作中的重要意义。最后 2 个学时,教师随机点 3 名学生分别介绍他们收集的展示医学科学与医学人文关系的案例。教师对本次讨论进行点评。

四、实验要求

(1)教师提前 1 周布置实验,要求学生课前预习本实验指导和提出的问题,查阅有关医学人文精神的文献,每个学生收集 1 个展示医学科学与医学人文关系的案例,并制成 PPT 文稿以备课堂报告;要求学生掌握什么是医学人文精神,医学科学精神与医学人文精神融合的重要意义。

(2)实验分组:一般每 10~20 名学生一个小组。

(3)讨论要求:讨论要围绕案例提出的问题进行。在讨论中,教师要把握讨论的进度和方向,引导学生深入思考每个案例事件可能导致的患者健康或生活质量的损害,可能带来的家庭和社会影响,以及可能导致的医患纠纷。

(4)总结与点评要点:总结要围绕每一个案例进行,重点总结讨论中存在的问题和收获;教师在点评中,要重点围绕学生在每一个案例的讨论中所表现出的对医学科学精神和医学人文精神融合的观点进行。

五、实验背景知识

"医术是一切技术中最美和最高尚的"——古希腊医学家希波克拉底。

医学在本质上具有两重性,它既是一门科学,又是一门人学,需要人文精神的滋养。——诺贝尔医学奖获得者 S. E. Luria。

医学作为一门人学,除了客观的诊断和治疗之外,还应包括与患者心灵的沟通、情感的交流,对患者温馨的祝福、热情的鼓励和指导。然而,人文精神一直是我国医学教育的一条"瘸腿"。由于"重技术轻人文",临床课程的教学内容往往是"见病不见人"的"纯"医学,致使很多医学生人文精神教育严重"缺失"。

当前,我国临床医学的现实是医学技术走得太快了,而人文情怀没有跟上。我们在越来越关注医学证据、技术指南、核心期刊的同时,却忽视了活生生的人。抛弃医学人文精神是要付出代价的,近年来我国医患冲突加剧的一个重要原因正是医学技术与人文的断裂。

临床决策是为患者的诊断、治疗做出决定,是在众多可以采取的方案中选择最佳方案的过程。临床决策的核心是使患者能最大限度地获益。临床决策与患者的病痛息息相关,关系到患者的健康、生存质量,甚至生命。由于医学信息不对称,绝大多数的临床决策是由医生为患者做出的。然而,有相当一部分医生在做决策时,只从医学科学的角度出发,忽视了人文关怀,甚至有个别医生只从自己的利益出发而不惜损害患者的利益。

签署"知情同意书"是临床上保护医院和医生的常用手段,可事实是医疗纠纷、医患冲突却并没有因此而减少,甚至发生过因患者家属拒签"知情同意书"而导致患者死亡的事件。如何从患者的角度思考问题?如何理解、同情患者的焦虑、无助、甚至绝望的心情,并给予切实的帮助而不是冷漠?如何与患者沟通?如何充分尊重患者的自主权、知情权、选择权、隐私权等基本权利?

解决"看病难、看病贵"的问题是我国医改的重要目标,这涉及体制改革等深层次问题,但医学科学精神与医学人文精神的融合,有利于我们解决诸如大处方、不必要的昂贵的医学检查等问题和选择廉价有效的基本药物。

一个"合格"医生的标准是什么?一个"好"医生的标准是什么?医学无论怎么发展,永远不可能包治百病。但是,如果医生心中都有一盏人文的灯,医学就会情暖百家、安顿百魂。

加强医学生的人文教育,树立正确的医学科学观和人文观,对医学生正确理解医学目的,正确理解"人",正确理解如何做"人",对医学生的健康成长和对培养合格的临床医生具有十分重要的意义。

六、实验案例与讨论

(一)医患冲突与医学人文精神

【案例一】 某医院患者杀害医生恶性事件

2012 年 3 月 23 日下午,某医院,一名男性患者突然闯入医生办公室,举起手中的刀,疯狂刺向正在埋头工作的医务人员和实习学生,造成一名实习医生死亡、三名医务人员重伤的恶性伤害事件。

【问题 1】 乍一听到这一惨剧,你第一反应想到的凶手行凶的可能原因是什么?为什么?

凶手李某,男,17 岁,是到某医院风湿免疫科就诊的一位强直性脊柱炎患者。从 2010 年 9 月至今,该凶手(患者)先后 6 次因强直性脊柱炎到该院求医。2010 年 9 月,因腿疼,第一次就诊于该院骨外科,拍摄 X 线片后医生认为可能与风湿有关。随后患者挂了风湿免疫科的专家号,该科专家诊断认为不是风湿科疾病,患者重回骨科,以"双腿滑膜炎"的诊断接受了"打封闭针"的治疗。在经过 6 针一个疗程的治疗后,该患者感觉病情不但没好转,好像更严重了。

【问题 2】 患者第一次就诊,风湿免疫科医生给患者留下了什么印象?

【问题 3】 骨外科医生没坚持一开始的诊断,而是以"双腿滑膜炎"的诊断为患者实施了"打封闭针"的治疗。请谈谈你的理解

【问题 4】 上述临床决策对患者意味着什么?

2011 年 4 月,患者爷孙俩第二次来到某医院,入住骨外科,被确诊为强直性脊柱炎,而转住风湿免疫科。医生推荐两种药,一种是"谊赛普",一种是"类克"。使用谊赛普整个疗程需要 2.3 万元,而类克需要 3.9 万元。患者决定注射类克,患者爷爷说"一次打两支,一支 6240 元,效果好"。

强直性脊柱炎(ankylosing spondylitis, AS)是一种与 HLA-B27 基因遗传密切相关的慢性

炎性疾病,临床主要表现为腰、背、颈、臀、髋部疼痛以及关节肿痛,严重者可发生脊柱畸形和关节强直。目前尚无根治方法,但是患者如能及时诊断、合理治疗,可以达到控制症状并改善预后。对患者进行健康教育和康复训练指导是整个治疗计划中不可缺少的一部分,有助于患者主动参与治疗并与医师的合作。治疗该病的药物种类繁多,一般药物如非甾体抗炎类药物,生物制剂如类克,中医中药等。

类克(remicade)是英夫利西(infliximab)单抗的商品名,由瑞士 Cilag AG 公司生产,属于进口药。该药价格昂贵,主要用于克罗恩病,类风湿关节炎,强直性脊柱炎,银屑病关节炎,溃疡性结肠炎等疾病。其主要副作用是可降低人体对结核菌的抵抗力,因此在准备使用前必须对患者进行有关结核感染的筛查,对于有结核病史、肺部发现结核陈旧灶的患者应禁用。

本案患者出生 10 个月时父母离异,三岁时,父亲又因为伤害罪、抢劫罪被判入狱,他是由爷爷奶奶拉扯大的。爷爷是煤矿工人,已退休,工资微薄,并患有胃癌。为了治疗祖孙二人的病,家里举债求医,已是家徒四壁。患者本人是低保对象,一个月有 100 多块钱的低保费。

【问题 5】 在临床决策中,除了疗效外,还应考虑哪些因素?

【问题 6】 本案在医生推荐的两种药物中,患者自己做出了选用类克的治疗决策。请谈谈你对医学人文精神在临床决策中的重要性的理解。

2011 年 5 月,为打第二针类克,爷孙俩第三次到某医院。但患者住院后出现高烧,确诊为结核性胸膜炎。随后,转回到患者家乡的一所医院住了 2 个月治疗肺结核。2011 年 7 月中下旬,爷孙俩第四次来到某医院,当时为其治疗的医生不在医院,只在电话中告诉他,回家再吃 3 个月口服药治疗强直性脊柱炎,再治疗肺结核。当时患者就对医生的处理想不通。从某医院回家后,患者又到原来治疗其肺结核的医院继续治疗肺结核,这次又住了 2 个多月医院。2011 年 9 月末 10 月初,患者再次和某医院联系。医生答复称还不行,结核还得治疗。2011 年 12 月初,因为强直性脊柱炎严重,患者爷孙俩第五次来到某医院。这次在医院拍了 X 线片,医生认为患者结核还没好。再次治疗结核病直到 2012 年 3 月份,爷孙俩觉得这次结核病治好了,但强直性脊柱炎却越来越严重。2012 年 3 月,爷孙俩第六次来到某医院。

【问题 7】 患者发生肺结核的可能原因是什么?

【问题 8】 为打第二针类克,患者爷孙俩反复跑某医院 6 趟,可以避免吗?

【问题 9】 从患者执着地到某医院求医,说明患者对该院的信任,作为医生可以给予他们哪些人文关怀?

他们这次抱着很大的希望,认为打 5 针类克就可以治好疾病。为节约费用,爷孙用了 9 个小时乘坐火车硬座,于 23 日早上 8 点多到达某医院。未挂号,直接找到了风湿免疫科的医生。医生告诉他们,还得去胸科医院检查一下。爷孙俩赶到胸科医院拍了 X 线片,返回风湿免疫科,但医生说他没有拿胸科医院的门诊手册。于是患者又去胸科医院取门诊手册。回到风湿免疫科后,这次,医生只让患者爷爷进入办公室,在看了胸科医院的片子后说结核确实没好,让患者休息 3 个月,再来治疗脊柱炎。当时患者要求打类克针,医生说结核还未痊愈,用类克确实不行。

爷孙俩从医院出来后,背着爷爷,患者购买了水果刀,回到医生办公室行凶。

在接受新华社采访时,凶手说,此次就医就是为了打"类克"。医生说他有肺结核不能打,不收他入院。"当时我非常生气,我和爷爷大老远来的,他们不理我,我挺恨大夫的。""我对医生肯定有误解,但他们也不全对吧?"医生确实给他解释了不能打"类克"的原因。"但前两个月我就在这儿治疗,当时大夫给我开了两个月的治肺结核的口服药,叫吃完药再来,结果这次来又不行了。""发病的时候我非常痛苦,腿部、膝盖和胯骨都特别疼、肿,行动不便。"凶手说,他家离哈尔滨挺远,家里条件也很困难,爷爷还患有胃癌,一次次做检查加上人生地不熟等因素,让他和爷爷都非常辛苦。

【问题 10】　患者为什么这么执着地相信"类克"的疗效? 为什么没选择其他的治疗方案?

【问题 11】　患者为什么说医生不理解他的辛苦? 作为医生应该如何理解患者的焦虑、无助、失望甚至绝望的心情?

【问题 12】　试从医学人文的角度分析患者的就诊历程。

【问题 13】　从患者近 2 年来的就诊和生活经历,试分析患者从求医者演变为杀医凶手的心路历程。

【问题 14】　凶手应受到法律严惩,在我们哀悼无辜受害者时,请深入思考:本案例折射出的仅是医患纠纷?

(二) 临床决策中的医学人文精神

【案例二】　患者,男,46 岁,教师。因左下颌骨牙源性角化囊肿入院。X 线片显示,囊肿沿患者左下颌骨长轴生长,范围为自左下第一磨牙至升枝乙状切迹,属巨大囊肿。鉴于术后有较高的复发性和癌变可能,故医生建议采用左下颌骨切除术加骨移植、左下颌关节再造术治疗。这种治疗方案的优点在于减少了术后复发和癌变的几率,但患者将在未来承受毁容和下颌关节功能丧失的痛苦。故患者及其家属极力反对这一治疗方案,在咨询了有关专家后,患者选择了经口内切口囊肿刮除术治疗。不仅保住了面容和下颌关节功能,4 年后还成功实施了下颌牙种植。

【问题 1】　在临床决策中如何体现医学人文精神?

【问题 2】　如果患者选择了左下颌骨切除术的治疗方案,尽管减少了囊肿复发和癌变的风险,但其下半生将忍受毁容和失去下颌功能的巨大痛苦,甚至失去教师职位,用失去生命质量换得了可能延长的生命数量。你认为患者的选择是否值得? 谈谈你对生命质量和生命数量的理解。

在治疗方案的选择上注重医学人文精神,是科学临床决策的重要内容。长期以来,医生在临床决策中存在一种传统的家长式作风,医生说了算,病人只能顺从医生的选择,尽管病人有选择的权利,但由于受医学知识的限制,大多数的选择是医生做出的。医患双方合作决策是让病人能有效地参与临床决策的关键,也是医学人文精神在临床决策中的具体体现。医生应该为病人提供选择,帮助病人寻找足够的相关信息,与病人共同分析,帮助其选择最适合的治疗方案。这不仅仅是一个良好的临床关爱,而且还将导致更好的结局,提高病人的满意度。

【问题 3】　谈谈你对病人参与临床决策的看法。

【问题 4】　现代医学目的是什么? 试论临床决策中生命质量与数量的抉择。

(三) 高新技术与人文关怀的统一

【案例三】　患者,男,72 岁。因反复右上腹痛并向右肩放射,伴有呕吐、发烧 4 个月。近 20 天加重且出现黄疸,到某医院外科就诊。体检,除巩膜和皮肤黄染、右上腹轻压痛外,无异常发现。B 超提示:肝外阻塞性黄疸,梗阻部位在胆总管上段(左、右肝管部位癌),肝内胆管扩张,肝外胆管未见扩张,胆囊未探及,诊断肝外梗阻性黄疸,胆管癌可能性大。住院进一步诊治。住院后,外科总住院医生查房认为,根据病情及 B 超检查结果诊断胆管癌的可能性大,但不能完全排除胰头癌或壶腹癌,医嘱复查 B 超。第二次 B 超结果为:肝外梗阻性黄疸,梗阻部位考虑为壶腹部实性占位。虽两次 B 超检查,占位性病变的位置仍不能确定,故进行查房讨论。在讨论时,一医生根据病史认为是典型的胆管炎症状,其炎症由结石引起的多见,且患者 20 年前有胃大部切除史,易发生结石,故占位性病变可能由结石所致;另有医生认为占位性病变不能除外癌,故建议行"逆行胰胆管造影"(ERCP)检查。因患者发烧又等待了一段时间才做 ERCP 检查,但未成功。由于患者黄疸及病情逐渐加重,故不得已行开腹探查。手术探查证实为胆总管内结石、残余胆囊管结石。

【问题 1】 本案中医生是否有过分依赖辅助检查的倾向？过分依赖辅助检查带来的可能后果有哪些？

【问题 2】 结合本案例,谈谈你对临床诊断中病史询问、体格检查和辅助检查关系的理解。

【案例四】 患者,男,65 岁,干部。因头痛、恶心、呕吐,伴右侧肢体活动失灵 3 小时,送某医院急诊。患者头颅 CT:未见出血及梗死病灶。临床诊断脑梗死。接诊医师决定应用该科拟定的科研治疗方案,用某某药物进行溶栓治疗。给药 10 余小时,病情无明显好转,并且前臂出现散在小出血点,夜班医师未予处理。次日晨,医生发现患者神智淡漠,疑有颅内出血,欲做 CT 确诊,但家属不接受此项检查。于是,给予对症治疗,下午 2 点后病人逐渐昏迷,此时家属才同意行 CT 检查。医生随即令家属推病人至 CT 室,因病情较严重而家属请医生陪同,医生以急诊病人多为由未予同往。在投照 CT 过程中,病人呼吸、心跳停止,马上请医生抢救未成功。CT 报告:颅内大片出血病灶。

【问题】 结合本案例,讨论在临床诊疗中如何做到医学科学与医学人文精神的统一。

(四)医患沟通、职业道德与医学人文精神

【案例五】 患者,男,50 岁。因黄疸,B 超检查为肝外阻塞性黄疸、考虑壶腹部实性占位病变,入住某医院。因 B 超结果与临床表现不符,住院后继续检查确诊。一天,某主治医师查房,患者问他究竟得的什么病,他吞吞吐吐地回答:"什么病？啊,还未搞清楚。"说完扭头就走,于是患者又追出病室门外问:"你说真话,我得的是不是恶性肿瘤？"该医生匆匆地边走边回答:"我不是告诉你还没有搞清楚吗？"患者仍紧追不舍他说:"我看你神色不对,恐怕是得了癌症吧？医生不耐烦地回答:"就算你猜对了,我也不能告诉你,还是请你的家属来一趟吧！"患者不得已返回到病室,卧床不起,而且中午饭也不肯吃。

【案例六】 患者,教师,突发高热 39.9℃,伴恶心、呕吐。晚八时半,韩妻陪同前往医院急诊,经导诊来到内科。医生让病人张大嘴,手拿电筒晃晃"扁桃体发炎了,找五官科看",韩妻一手持病历卡,一手搀扶病人来到五官科诊室,医生检查后说:"明明是内科疾病,他们瞎搞",随即便让病人重返内科,内科医生又将病人打发到五官科,如此折腾两、三个来回。病人病情加重,呕吐不止、伴随着病人的呻吟,韩妻流着泪对旁边候诊的人说:"这哪像是医院",无奈之下只得去另一家人民医院急诊,经检查诊断为:急性阑尾炎,行急诊手术。

【问题】 上述两案例中医生的行为在哪些方面表现出医学人文精神的缺失？

对于上述案例,我们的医学教育者、管理者、临床医生和将来的临床医生们都应该深刻反思。医患关系紧张,缺乏相互信任固然有很多原因,但是,在临床诊疗过程中医学人文精神的缺位,对患者的疾苦漠不关心,甚至损害患者利益的行为,以及沟通交流的技巧也是重要原因。医患间的相互埋怨不仅解决不了医患矛盾,而且还会加剧、激化甚至产生新的矛盾。因此,加强医学生的医学人文精神教育,提高其人文修养是医学教育中迫切需要解决的问题。

(宋沈超)

实验五十二　循证医学实践案例讨论

一、实验目的

通过对案例的讨论,使学生能更深入地了解循证医学在临床实践中的应用及其意义。

二、实验学时

2 学时。

三、实验方法

在教师的组织下,学生分组讨论案例中提出的问题。最后教师对讨论进行总结,学生课后完成实验报告。

四、实验要求

实验背景知识与技能要求:要求学生课前复习循证医学有关内容,熟悉循证医学实践的步骤与方法。

五、实验案例与讨论

【案例】　患者,女,69 岁,因"发热 4 小时"急诊入院。患者当日午餐后发热,体温 39.8℃,伴寒颤、恶心、呕吐。无腹痛、腹胀、咽痛、咳嗽、尿急、尿痛。患 2 型糖尿病 6 年。

查体:体温 38.8℃,心率 98 次/分,呼吸 18 次/分,血压 120/60mm Hg。皮肤巩膜无黄染,腹软、无压痛、肌紧张及反跳痛,胆囊触痛征(Murphy 征)(+)。实验室检查:白细胞 $9.73×10^9$/L,中性粒细胞 90%,血红蛋白 110g/L,血小板 $183×10^9$/L;肝肾功能及血淀粉酶正常。腹部超声:胆囊增大(7.6cm×4.6cm),内有 1.0cm 结石 1 枚,未见结石嵌顿,肝内外胆管未见异常。入院后再次发热,体温 40.2℃,剧烈寒颤。患者及家属希望尽快明确诊断并治疗。

病人入院后,医生在讨论该病例时产生了分歧,部分医生倾向于诊断急性胆囊炎,另有部分医生认为患者高热、寒颤,全身症状很重,而局部表现仅有 Muprhy 征(+),无腹痛或腹部压痛,两者不相符,不像急性胆囊炎。此外,在治疗方面的意见也不统一,部分医生认为若急性胆囊炎诊断明确,应首选急诊腹腔镜胆囊切除术;部分医生根据以往经验,认为急性炎症期胆囊水肿粘连,手术难度较大,应先保守治疗,待炎症消退后择期手术切除胆囊。

为了更好地为病人提供医疗服务,医生采用循证医学的方式解决以上问题。

【问题1】　根据以上资料,你认为首先需要明确解决的问题是什么?

【问题2】　除问题 1 明确解决的问题外,接下来还有哪些相关的问题需要解决?

【问题3】　提出上述问题后,下一步应该怎么去做?

根据以上提出的问题进行检索,检索 Cochrane Library、MEDLINE、ACP journal club 及 National Guideline Clearinghouse。首先检索高质量的二次文献,确定是否有助于回答临床问题;若没有合适的二次文献证据,则参考临床指南、随机对照试验或其他综述。

【问题4】　根据上述提出的需要解决的问题,你认为检索词应该为哪几个?

作者采用检索词为:急性胆囊炎(acute cholecystitis)、腹痛(abdominal pain)、物理检查(physical examination)、腹腔镜胆囊切除术(1aparoscopic cholecystectomy)。

检索结果:问题 1 在 Cochrane Library、ACP journal club 以及 National Guideline Clearinghouse 均未发现符合要求的二次文献证据,因此检索 MEDLINE。由于患者病情紧急,为节约时间,采用限制条件,包括"published in the last 10 years Humans、Meta-Analysis Practice Guideline、Randomized Controlled Trial、English、Core clinical journals",得到 1 篇 Meta 分析。问题 2 采用同样方法检索到 5 篇 Meta 分析。

关于诊断的 Meta 分析纳入研究的异质性较大,多为回顾性研究,难以采用盲法,偏倚控制较困难。但总体看,该分析纳入了 1950 至 2000 年的大量文献,且进行了两次检索、样本量大、分析全面、患者年龄分布较广,包括与本例相近的老年患者。结果见表 4-5。

表 4-5　急性胆囊炎临床症状诊断意义

临床表现	样本量	阳性似然比 (95% 可信区间)	阴性似然比 (95% 可信区间)	灵敏度 (95% 可信区间)	特异度 (95% 可信区间)
发热	129	1.5(1.0~2.3)	0.9(0.8~1.0)	0.35(0.31~0.38)	0.80(0.78~0.82)
恶心	669	1.0~1.2	0.6~1.0	0.77(0.69~0.83)	0.36(0.34~0.38)
呕吐	1338	1.5(1.1~2.1)	0.6(0.3~0.9)	0.71(0.65~0.76)	0.53(0.52~0.55)
腹痛	949	1.5(0.9~2.5)	0.7(0.3~1.6)	0.81(0.78~0.85)	0.67(0.65~0.69)
肌紧张	1140	0.5~2.32	1.0~1.2	0.11(0.06~0.18)	0.87(0.86~0.87)
腹部压痛	1001	1.6(1.0~2.5)	0.4(0.2~1.1)	0.77(0.73~0.37)	0.54(0.52~0.56)
反跳痛	1381	1.0(0.6~1.7)	1.0(0.8~1.4)	0.30(0.23~0.37)	0.68(0.67~0.69)
Murphy 征	563	2.8(0.8~8.6)	0.5(0.2~1.0)	0.65(0.58~0.71)	0.87(0.85~0.89)

【问题 5】　根据以上检索结果,如何对该病人的诊断做出最佳的判定?

关于治疗的 5 篇 Meta 分析,结论基本一致。纳入的研究质量较高,样本量较大,除 Shikata 等的文章外,其他作者的文章分析偏倚控制均比较理想,证据真实性较好。5 篇 Meta 分析均认为早期(起病 4~7 天内)腹腔镜手术与择期手术(症状缓解 6~12 周后)相比,手术并发症率和转开腹率无显著差异,除 Papi 等外,其他作者均认为早期腹腔镜手术可明显缩短住院时间。

【问题 6】　根据以上结果,如何对病人的治疗做出决策?

医生根据以上的证据,告知患者目前诊断为急性胆囊炎,并将两种治疗方案及其利弊与患者充分沟通。患者希望在保证安全的同时尽量减小手术创伤,缩短住院时间,故要求急诊腹腔镜手术。考虑到该院腹腔镜手术已达到了较高水平,有足够的人员和技术保障,故最终决定行急诊腹腔镜胆囊切除术,根据术中情况必要时转开腹。术中见胆囊增大,囊壁增厚,充血水肿,与周围组织轻度粘连。腹腔镜手术顺利,用时 30 分钟切除胆囊。

术后病理:急性胆囊炎。患者术后恢复顺利,体温正常,腹部体征消失,术后第 4 天出院。随诊 3 个月无不适。

【问题 7】　根据上述案例,总结临床上开展循证实践的步骤。

【问题 8】　从上述案例你得到什么启示?

(杨敬源)

第五章 应急能力培养

实验五十三 突发公共卫生事件的现场调查与处置案例讨论

一、实验目的

通过对突发公共卫生事件典型案例的分析、讨论,使学生掌握突发公共卫生事件应急调查技能和处置方法,熟悉国家处置突发公共卫生事件的有关法律法规。

二、实验学时

2学时。

三、实验方法

在带教老师的指导下,学生分组讨论本实验案例所提出的问题,并完成问题中相关指标的计算。最后教师进行总结,学生课后独立完成实验报告。

四、实验要求

1. 实验背景知识与技能要求 要求学生复习并掌握突发公共卫生事件的概念和处置措施,熟悉国家处置突发公共卫生事件的有关法律法规和要求,传染病流行病学及暴发调查的相关知识,了解我国突发公共卫生事件的现状等背景知识。

2. 实验报告要求 在课堂讨论的基础上,课后学生完成实验报告。报告按"实验六 实验报告的撰写格式与要求"的格式撰写。

五、实验背景知识

近10余年来,随着全球交往的频繁以及全球经济一体化程度的增加,人们越来越意识到突发公共卫生事件对人们健康和社会经济发展的重大影响,特别是近年来所发生的一系列重大突发公共卫生事件,如2003年肆虐全球的传染性非典型肺炎(SARS)暴发疫情以及袭击了全球许多国家和地区的禽流感疫情等,使得突发公共卫生事件日益成为世界各国关注的热点问题。

突发公共卫生事件是指突然发生,造成或者可能造成社会公众健康严重损害的重大传染病疫情、群体性不明原因疾病、重大食物和职业中毒以及其他严重影响公众健康的事件。

从上述定义可以看出,突发公共卫生事件具有如下特征:

1. 突发性 指事件发生突然、难以预测,使得人们很难以最适合的方法进行准备。因此,有可能导致在面临事件发生时出现处置事件所需的人力、技术手段、设备、物资和经费等的紧张甚至匮乏。由于目前已有的检测手段还不能保证迅速查明所有类型突发公共卫生事件的原因,从而可能使有些事件难于及时有效地得到处置。

2. 公共性 突发公共卫生事件是一种公共事件,在事件发生区域内或影响范围内的所有人都有可能受到事件的威胁和损害。如果所发生的是传染病暴发,或引起事件的原因或媒介具有一定普遍性(如食品、疫苗或药物),还可能威胁其他地区甚至其他国家。因此,突发公共卫生事件一旦发生,其影响绝不仅仅是突发公共卫生事件所在地,在很多种情况下，还很容易引起强烈的跨地区影响，因此，极易引起社会的广泛关注，甚至恐慌。

3. 严重性 突发公共卫生事件发生后，轻者可在短时间内造成人群的发病和死亡，使公共卫生和医疗体系面临巨大的压力，致使医疗力量相对短缺、抢救物资相对不足等，甚至冲击医疗卫生体系本身、威胁医务人员自身健康、破坏医疗基础设施；重者可对经济、贸易、金融等产生严重影响，甚至引起一定程度的经济衰退以及对社会稳定和国家安全造成威胁。

4. 紧迫性 突发公共卫生事件事发生突然、情况紧急、危害严重，如不能采取迅速的处置措施，事件的危害将进一步加剧，造成更大范围的影响。所以，要求在尽可能短的时间内做出决策，采取有效措施，将事件的危害控制在最低程度。许多原因不明或特别严重的突发事件发生时，由于事发突然，对所发生的事件认识不清、准备不足，使应对和处理工作更为艰难和迫切。因此，突发公共卫生事件发生后，全力以赴救治病人，迅速调查事件原因，及时采取针对性的处置措施，控制事件的进一步扩大，就成为十分紧迫的任务。调查处理突发公共卫生事件的人员必须争分夺秒，迅速、全面地开展工作，以求在最短时间内控制事件。

5. 复杂性 突发公共卫生事件种类繁多，原因复杂。如引起传染病暴发的微生物就有细菌、病毒等 8 大类，引起中毒事件的物质中，仅全球已登记的化学物种类就超过 4000 万种，对其毒性认识较深刻的仅数千种。同样的毒物不同接触途径、剂量和个体差异，都会带来表现形式的差异。有的事件直接造成人体或财物损害，有的只是潜在的威胁、但可能持续较长时间。有的事件本身还可能是范围更大的突发事件的一部分。同类事件的表现形式千差万别，处理也难用同样的模式来框定，很难预测其蔓延范围、发展速度、趋势和结局。

始于 2002 年末的"非典"事件，暴露了我国在应对突发公共卫生事件中存在的问题，其中，医务人员对突发公共卫生事件的意识缺乏和处置能力不足凸显出医学教育的缺陷，促使全国各医学院校加强了对医学生处置突发公共卫生事件能力的培养。本实验试图通过对突发公共卫生事件现场处置案例的分析和讨论，提高学生对突发公共卫生事件的理解和认识，提高其处置事件的能力。

六、实验案例与讨论

1998 年 7 月 15 日，某市 G 医院接到群众急救电话报告，与其毗邻的长途客运站一名男子晕倒。G 医院立即组织急救出诊，将该男子收入院。患者张某，25 岁，为外来务工人员，在某建筑工地打工。7 月 13 日出现腹泻呕吐症状，无痛性腹泻达每日 10 余次，排出的粪便初为黄色稀便，后为水样便；呕吐为喷射性，不伴恶心，每日 5 次，导致其无法继续务工，故欲回老家治病休养。7 月 15 日到长途客运站后，因体力不支晕倒。

【问题 1】 针对张某这类病因不明疾病的急诊患者，你考虑应从哪些方面入手进行诊断？

【问题 2】 请根据你所掌握的知识，列出几种与张某临床表现相似的肠道传染病。

【问题 3】 根据已知张某的临床资料，请为问题 2 所列出的每一种疾病列出支持的证据和不支持的证据，然后对列出的可疑疾病逐个进行排除。

【问题 4】 现在还剩下哪几个疾病？如果要在这几个疾病中确定究竟是哪个疾病，尚须做哪些检查，补充哪些方面的资料？

据该市卫生防疫部门通报,当地已有 10 余年未发生霍乱疫情,但自今年 6 月以来陆续发生二十余例病例,因此要求各医院加强门诊霍乱病例监测,逢泻必检。结合张某的临床表现,医生考虑应该首先确定是否为霍乱。对张某大便的悬滴检查显示,镜下可见运动活泼呈穿梭状的弧菌。故初步诊断为:霍乱疑似病例。

【问题 5】 当发现传染病时,医院(接诊医生)应开展哪些工作?

【问题 6】 当发现甲类传染病、肺炭疽、传染性非典型肺炎和人禽流感患者和疑似患者时,医院应该如何报告?对报告时限有什么要求?

医院立即向该市疾病预防控制中心(CDC)作了报告。对张某按肠道传染病进行隔离治疗;并按要求对张某的吐泻物和接诊病室、医院外环境进行消毒处理;在医院各科室对腹泻病人进行排查。

【问题 7】 CDC 接到疫情电话报告时,需了解哪些情况,开展哪些工作?

医院报告:患者 2 个月前来到本地,一直居住在其务工的建筑工地工棚内,主要与老乡及同事接触,没有外出史,其打工的建筑工地近期出现多例相同症状病例。

【问题 8】 请问该起事件是否为疾病暴发?

【问题 9】 请阐述疾病暴发的调查步骤。

当晚 18 时左右,CDC 专业人员赶到医院对张某进行个案调查。在核实诊断后,即刻赶赴患者居住工地开展流行病学调查。调查结果如下:该工地为一新开发正在修建的小区,工地周围散在居住约 2000 名村民。由于工作任务不同,工人分 2 个工棚居住,患者所住工棚位于小区工地外,共 52 人,最小 20 岁,最大 51 岁,除 2 名女性负责做饭外,其余均为男性。另一工棚在小区内,大多数工人均居住于此,约 200 余人。两个工棚距离约 500m,平时工人来往不多,仅老乡间偶尔走动。调查发现,患者所在工棚有 14 人一周内有腹泻史,其中 2 人已痊愈,当日还有 5 人腹泻且症状严重,每天腹泻均达 7、8 次,伴呕吐,2 人已出现脱水症状。据工人反映,该工棚有 2 名工人 1 小时前已赶往火车站准备乘火车返乡。另一工棚内尚未出现腹泻呕吐病例。

病例发病时间分布:7 月 11 日 3 例、12 日 3 例、13 日 4 例、14 日 3 例、15 日 1 例。

【问题 10】 请绘制该病的病例发病时间分布图,并根据时间分布图的特征判断本次疾病暴发的暴露类型。

【问题 11】 对该工地、患者和其他工人应该如何处置?

【问题 12】 对离开准备返乡的 2 名工人应该如何处置?

CDC 工作人员对患者所在工棚所有人员及另一工棚中近期与患者有过密切接触史的 4 名老乡采集了粪便标本。同时采集该工棚水桶中饮用水、当日剩余食物、地面、桌面、门把手、排泄物可能污染的环境标本进行送检。检验结果发现除患者及其他有症状者粪便霍乱弧菌培养结果阳性外,同时尚有 9 人为阳性结果,另一工棚的密切接触者未出现阳性结果。饮用水、地面、门把手等部分环境标本为阳性。经调查,患者所在工棚自己解决餐饮问题,食物是 2 名女性工人烹饪,近期均为熟食。饮用水则来源于附近一村民家自抽水井水。另一工棚的饮食则由建筑公司提供,饮用水为自来水。

【问题 13】 请阐述霍乱密切接触者的处理原则。

【问题 14】 你认为是否应该对该工地周围居住的村民进行调查?

【问题 15】 你认为造成本次霍乱暴发的原因可能有哪些?

【问题 16】 请阐述确定首发病例的意义?

表 5-1　是否有喝生水的习惯与霍乱的病例对照

是否有喝生水的习惯	病例组	对照组	合计
是	20	7	27
否	4	21	25
合计	24	28	52

【问题 17】　应该如何进一步查找传播途径和传染源？

据了解，该工地工人大多来自农村，有喝生水的习惯，为进一步确定喝生水的习惯与患病的关系，进行了病例对照研究。结果见表 5-1。

【问题 18】　请对表 5-1 进行统计分析，计算关联强度指标，并对结果做出合理解释。

水井水样的检查结果为霍乱弧菌阳性。井水所属村民家共 5 人，1 人检出阳性。环境调查显示，该井位于一个小山坡下，在距该井约 50 米的山坡上，有 1 户村民居住，该户村民家使用的厕所为旱厕，近来由于雨水较多，该户村民家厕所污水溢出，沿山坡流下，对井水造成了持续污染。对该户村民家庭成员的大便检查显示，其户主大便霍乱弧菌培养阳性，但未发病。10 天前该户主刚从邻乡打工回来。

【问题 19】　要确定该户主是否为本次霍乱疫情暴发的传染源需要哪些证据？

【问题 20】　是否需要对该户主打工的邻乡进行调查？

【问题 21】　是否需要对疫区采取封锁措施？为什么？

【问题 22】　请阐述对被污染的井水的处置措施。

经对发现的患者和大便培养阳性者的隔离治疗，对患者所在工棚工人和密切接触者的预防性服药，更换水源及对疫区环境采取灭蝇等消毒措施后，疫情很快得到控制，除 7 月 16 日患者所在工棚的工人中出现 1 例新病人外，1 周内再没有新病例发生，遂于 7 月 22 日解除了对疫区的封锁。

【问题 23】　应该从哪些方面评价突发公共卫生事件的处置过程、措施和效果？

（汪俊华）

实验五十四　突发公共卫生事件的临床发现、处置与自我保护案例讨论

一、实验目的

提高临床专业的学生在今后的临床工作中发现和处置"不明原因肺炎病例"等突发公共卫生事件的能力，并建立自我保护的意识。

二、实验学时

3 学时。

二、实验学时

本实验采用课堂讨论的方式进行，带教老师首先根据实验背景材料阐述开展本实验的目的、意义和要求，介绍实验案例。通过对案例问题的讨论，引导学生逐渐展开对案例的分析和思考。讨论完成后，由各组选出一名学生对实验进行总结，最后，教师点评。

四、实验要求

（1）教师提前 1 周布置实验，对学生进行分组。要求学生课前预习本实验指导和提出的问题，并根据案例提出的问题查阅《传染病防治法》、《突发公共卫生事件应急条例》、《国

家突发公共卫生事件应急预案》、《群体性不明原因疾病应急处置方案(试行)》、《突发公共卫生事件与传染病疫情监测信息报告管理办法》等法律文件,初步掌握上述法律法规对突发公共卫生事件临床处置的相关规定。

(2)实验分组:一般 10~20 名学生一个小组。

(3)讨论要求:讨论要围绕案例问题进行,在讨论中,学生不仅要表明自己的观点,更重要的是必须为自己的观点提供依据。

(4)总结与点评要点:总结要围绕每一个问题进行,对讨论中存在的问题、收获进行总结;教师在点评中,重点是围绕每一个问题所涉及的知识点对学生讨论中的观点和依据的充分性进行点评。

(5)学时分配:课堂讨论 2 学时,总结与点评 1 学时。

五、实验背景材料

始于 2002 年末的"非典"遭遇战凸显出我国医学教育中"医防分离"、"重治轻防"的弊端,尽管在这场遭遇战中医护人员表现出了前赴后继、义无反顾的大无畏精神,以自己的健康甚至生命为代价救死扶伤,真情感动了全社会,但许多医护人员防治传染病和应对突发公共卫生事件知识的缺乏,却也成为"非典"疫情扩散的原因之一,医护人员也为此付出了沉重的代价。

卫生部公布的数据显示,在抗击非典的战斗中,共有 969 名医务人员被感染患病,占全国累计病例的 18.2%。

随着医学专业领域的细化发展,医院各科室的专业划分也越来越细,一些科室很少处理感染性疾病,遇到需要急救的患者就往 ICU 转。很多医护人员不了解烈性传染病,不了解国家法律法规对突发公共卫生事件的处置规定。疫情发生后,有些医生不知道需要报告,不知道如何报告,不知道如何对患者进行处置,也忽视了保护自己。

科学发现的速度和交流的速度是对传染病、新发疾病和突发公共卫生事件做出反应的关键。临床医生是最早接触病人者,对传染病、新发疾病和突发公共卫生事件保持高度警惕,掌握相关疾病的基础知识和国家的相关法律法规,提高自我保护意识,对尽早地发现传染病、新发疾病和突发公共卫生事件,防止疫情扩散,对保护医护人员的生命和健康具有十分重要的意义。

对 5 家香港医院非典救治记录的研究结果显示,254 名无防护地接触先症病人的工作人员中,13 名被感染,感染率 5.1%,而在采用了口罩、手套、防护服和洗手等措施防护的 69 名医护人员中,未发现被感染者。这项研究证明,有效的防护是保护医护人员免受感染的关键。问题是如何提高医护人员在日常工作中的自我防护意识和能力,而不是在疫情已经明确后才采取措施。

本实验以"不明原因肺炎病例"为案例,重点培养学生对传染病疫情的发现能力,提高警惕和自我保护意识,同时,掌握国家对传染病疫情的报告和处置的有关规定,学习有关对传染病人的隔离、消毒等基础知识。

"不明原因肺炎"并不是一个严谨的医学概念,并不是所有的"不明原因肺炎"都是传染病,其中有相当比例的患者是临床一般肺炎患者,但"不明原因肺炎"也包含了 SARS、人感染高致病性禽流感、肺炭疽、肺鼠疫及其他呼吸道传染性疾病。因此,以"不明原因肺炎病例"为例,学生通过对相关问题的课堂讨论,通过举一反三,将会更好地学会如何发现、处置突发公共卫生事件和学会面对传染病人时如何保护好自己。

六、实验案例与讨论

【案例】 2003 年的 3 月 4 日,某县人民医院门诊。患者,王女士,38 岁。临床症状:干咳、寒战、全身乏力 3 天,发热 2 天。体温 39℃,白细胞 $2.1×10^9/L$。

胸片:两下肺纹理增粗,模糊,右心膈角片状密度增高影,边界模糊。自患病以来,使用过多种抗生素治疗效果不明显。

【问题1】 根据临床表现和治疗过程,你认为该患者有哪些特点应该引起临床医生的警惕? 为什么?

《全国不明原因肺炎病例监测、排查和管理方案》(卫应急发〔2007〕158 号)对不明原因肺炎病例制定了明确的定义,即:

同时具备以下 4 条,不能明确诊断为其他疾病的肺炎病例:

(1) 发热(腋下体温≥38℃)。

(2) 具有肺炎的影像学特征。

(3) 发病早期白细胞总数降低或正常,或淋巴细胞分类计数减少。

(4) 经规范抗菌药物治疗 3~5 天(参照中华医学会呼吸病学分会颁布的 2006 版"社区获得性肺炎诊断和治疗指南"),病情无明显改善或呈进行性加重。

【问题2】 如果你认为对该患者的病情需要警惕,接下来病史应该重点询问哪些问题?

根据患者的临床表现,如果符合"不明原因肺炎病例"定义,临床医生应重点询问其治疗史和流行病学史,以便做出进一步的判断。主要包括:患者外出史、与类似临床表现的患者的接触史、周围有无病例发生,相关高危职业史(例如从事 SARS-CoV 检测、科研相关工作或可能暴露于动物和人禽流感病毒或潜在感染性材料的实验室人员;饲养、贩卖、屠宰、加工家禽人员及从事禽病防治的人员;未采取严格的个人防护措施,处置动物高致病性禽流感疫情的人员;未采取严格的个人防护措施,诊治、护理人禽流感或 SARS 疑似、临床诊断或实验室确诊病例的医护人员等)以及其他接触禽类或野生动物或暴露于这些动物排泄物及其污染环境的情况等内容。

经进一步询问发现,患者王女士为某县某村的村民,主要在家从事农业生产劳动。一周前,家中饲养的 5 只鸡不明原因死亡。其母亲于 3 月 2 日去世。2 月 26 日,其母亲因出现发热、全身疼痛,伴有咳嗽、咳痰也在该县人民医院门诊就诊。因病情无明显改善,症状加重,于 2 月 27 日入住县人民医院治疗。入院诊断:①肺部感染;②急性肺水肿。经多种抗生素治疗无明显效果。3 月 2 日凌晨突然出现意识丧失,经抢救无效于凌晨 1:40 时死亡。临床诊断死亡原因:急性肺水肿(肺水肿原因不详)、急性呼吸窘迫综合征、呼吸衰竭。在其母亲患病期间,王女士一直在身边照顾。在其母亲去世前 1 天,王女士已经出现全身乏力表现,母亲去世当天她就开始出现发热。当时以为是因为照顾母亲劳累过度,没太注意,只服用了一般"感冒药"。

【问题3】 根据上述信息,请判断患者王女士及其母亲所患疾病的特点是否符合"聚集性不明原因肺炎病例"的定义? 哪些表现符合?

根据《全国不明原因肺炎病例监测、排查和管理方案》确定的定义,聚集性不明原因肺炎病例是指:两周内发生的有流行病学相关性的 2 例或 2 例以上的不明原因肺炎病例。

有流行病学相关性是指病例发病前曾经共同居住、生活、工作、暴露于同一环境,或有过密切接触,或疾病控制专业人员认为有流行病学相关性的其他情况,具体判断需由临床医务人员在接诊过程中详细询问病例的流行病学史,或由疾病控制专业人员经详细的流行病学调查后予以判断。

【问题4】 如果医生认为符合"聚集性不明原因肺炎病例"定义,临床医生该如何处置?

接诊医生认为,王女士及其母亲所患疾病的特点基本符合"聚集性不明原因肺炎病例"

的定义。主要理由：

（1）王女士具有发热（腋下体温≥39℃）、胸片有肺炎的影像学特征、白细胞总数明显降低、经多种抗菌药物治疗 3 天病情无明显改善。但抗菌药物治疗是否规范不明。

（2）王女士的母亲所患疾病与其临床表现类似，且病情进展迅速，主要临床表现为"肺部感染"，并已因该病死亡，他们有可能是同一种疾病。在其母亲生病期间王女士一直在身边照顾，有密切接触史，符合聚集性不明原因肺炎病例定义："两周内发生的有流行病学相关性的 2 例或 2 例以上的不明原因肺炎病例。"

（3）王女士家饲养的鸡在其母亲病前曾出现不明原因死亡情况，王女士及其母亲与这些鸡有过密切接触史。

接诊医生立即将情况向医院感染科作了报告。报告引起了院方的高度重视。院方认为，一周之内，收治了来自同一家庭的两例不明原因肺炎病例，即使不是不明原因肺炎病例，但具有明显的家庭聚集性，有接触病死家禽史，结合临床表现，该病很可能是感染性疾病。

【问题 5】 根据《全国不明原因肺炎病例监测、排查和管理方案》的规定，医院在接到临床医生有关"不明原因肺炎病例"或"聚集性不明原因肺炎病例"报告后应该如何处置？

县人民医院院长指示门诊部，立即将病例收治入院，按呼吸道传染病隔离治疗。同时亲自挂帅，立刻召集全院由感染病科、内科、医院感染科、检验科和放射科等科室医生组成的专家组开展会诊。

专家组形成了书面会诊意见，认为，根据该病例临床表现和流行病学史，不能排除"人禽流感"的可能。医院感染科立即以"聚集性不明原因肺炎病例，人禽流感病例？"进行网络直报，同时电话向县疾控机构报告，并填写不明原因肺炎病例的"传染病报告卡"。

【问题 6】 医院进行"不明原因肺炎病例"报告应该收集和报告哪些内容？

根据专家组会诊意见，医院立即采取紧急应急措施：

（1）对患者王女士采取呼吸道传染病隔离治疗措施，并加强临床救治力量。

（2）对接待王女士就诊的诊室立即进行全面消毒。

（3）加强医护人员的个体防护，严格医院各科室消毒隔离措施，防止医源性感染的发生。

（4）对与两病例密切接触的医护人员进行登记和观察，如发现异常，及时报告。

（5）按照发热门诊的要求，尽快建立分诊制度，发热门诊医护人员应做好个人防护。

（6）立即在各业务科室开展病例搜索和监测工作，发现类似病例就诊，及时进行报告。

（7）采集患者的临床标本，并妥善保存，以备送检。

（8）整理患者的临床资料，为进一步开展流行病学调查及为各级专家组会诊提供相关临床资料，并做好协助县疾控机构开展调查的准备工作。

【问题 7】 简述对呼吸道传染病病人的隔离要求。

【问题 8】 医务人员在对不明原因肺炎病例进行诊治和采集临床标本时，需要采取的基本个人防护措施有哪些？

【问题 9】 针对不明原因肺炎病例，应该采集哪些临床标本？

【问题 10】 医院为什么要决定在各业务科室开展病例搜索和监测工作？ 如何去发现和搜索病例？

【问题 11】 如何定义搜索病例的"病例定义"？

【问题 12】 能引起肺炎或聚集性肺炎的病原有哪些？ 哪些病原引起的肺炎可以人传人？

【问题 13】 简述常用的两种消毒剂——过氧乙酸与氯化消毒剂的消毒原理和常用物品的消毒浓度。

（宋沈超）

实验五十五　突发公共卫生事件的心理应激与疏导案例讨论

一、实验目的

掌握突发公共卫生事件经历者的心理应激的基本知识,掌握突发公共卫生事件时开展心理疏导的策略及技能。

二、实验学时

2 学时。

三、实验方法

本实验通过课堂讨论、情景模拟、观看影片及案例分析等方式进行,具体步骤如下:

查阅与本实验的相关文献和资料 → 讨 论(突发公共卫生事件的心理应激特点) → 场景模拟(探讨突发公共卫生事件的疏导策略) → 观看影片(对本事件分析、讨论) → 总 结(突发公共卫生事件的心理应激与疏导特点及策略) → 撰写案例分析(自选突发公共卫生事件案例)

四、实验要求

1. 实验背景知识　本实验要求学生提前查阅相关的参考文献书籍。

主要了解以下相关内容:①有关突发公共卫生事件的调查研究。②突发公共卫生事件心理应激性质、特点、分类。③突发公共卫生事件的心理疏导对策的相关研究。

2. 实验准备要求　在本实验前以班级为单位做好分组,各组员的组成主要采用自愿组合形式,各组长由本组员选出,班长将分组情况登记好,提前上报给教学老师。此实验学生还需准备饭盒、筷子、水杯等物品进行模拟集体食物中毒事件。

3. 案例要求　学生提交突发公共卫生事件相关的案例并对其进行分析,主要包括背景材料、涉及的理论知识、发表观点、提出相关的对策等内容。

五、实验背景材料

突发公共卫生事件是指已经发生或者可能发生的、对公众健康造成或者可能造成重大损失的传染病疫情和不明原因的群体性疫病, 还有重大食物中毒和职业中毒以及其他危害公共健康的突发的公共卫生事件。近几年,国内外发生了地震、海啸、流感等一系列突发的公共卫生事件,给人们的生命和财产造成了巨大的损失。

心理应激是有机体在某种环境刺激作用下由于客观要求和应付能力不平衡所产生的一种适应环境的紧张反应状态。当这种突如其来的灾难事件发生时,个体所处的紧急状态会表现出情绪、认知、行为活动等一系列改变,这些改变可能会导致一些人出现各种轻重不一的躯体症状,也可加重或诱发原有疾病,严重时产生意志失控、情感紊乱等心理危机。

突发公共卫生事件的心理疏导已成为救助过程中重要内容之一,制定系统化心理疏导对策就显得尤为重要,但目前我国在危机处理的心理疏导方面还处于起步阶段,尚缺少专业化的研究机构。

六、实验案例与讨论

1. 课堂讨论　以班级为单位对突发公共卫生事件产生的心理应激性质、特点、分类以小组形式进行讨论。通过讨论使学生不仅能够更好的掌握相关理论知识,而且更重要的是培养学生们自主学习的理念。

2. 情景模拟　该方法是由老师和学生们一起参与扮演,在学校中午食堂吃饭后,在下午上课时一些学生们出现食物中毒现象,主要出现恶心、呕吐、腹泻等症状,一些同学虽然未呕吐、腹泻,但是看见其他同学的症状后也感觉恶心,同时感觉内心紧张、焦虑……将公共卫生事件心理应激反应的特点综合地运用于实践中,让学生们进行场景模拟以探讨心理疏导的方法。

3. 观看影片　学生们观看火灾事故典型案例剖析视频,并对此次事件的原因、心理特点、处理方式等相关内容进行讨论,将各组员发表的观点以书面的形式总结出来,进行小组间的交流讨论。有助于同学们思维逻辑的拓展,提出更多具有创造性的对策。

4. 案例分析　公共卫生事件发生时,心理问题往往也非常突出,心理因素对事件的控制效果和进程的影响越来越显著。心理干预是健康教育与健康促进的重要组成部分,对公共卫生事件引发的社会危机的防制起到十分关键的作用。

突发公共事件如自然灾害、交通意外、传染病流行等,破坏了原有的社会秩序,打乱人们的正常工作和生活,引起局部或整体社会的不安,人们很可能会普遍地出现心理恐慌,形成应激后心理、生理、行为障碍的巨大群体。心理疾病同样也可以传染,其速度之快,危害之大,有时甚至超过了身体疾病或自然灾害。心理危机中常见的精神卫生问题有急性应激障碍,创伤后应激障碍,焦虑,抑郁,意识障碍,兴奋冲动,自伤自杀等,心身疾病的发病率也会明显增加。

【案例一】　SARS 的心理分析

严重急性呼吸综合征(severe acute respiratory syndromes),又称传染性非典型肺炎,简称 SARS,是一种因感染 SARS 冠状病毒引起的新的呼吸系统传染性疾病。主要通过近距离空气飞沫传播,以发热,头痛,肌肉酸痛,乏力,干咳少痰等为主要临床表现,严重者可出现呼吸窘迫。本病具有较强的传染性,在家庭和医院有显著的聚集现象。自 2002 年 11 月首例病例在中国广东佛山出现后,开始大范围流行。2002 年 11 月至 2003 年 8 月 5 日,29 个国家报告临床诊断病例病例 8422 例,死亡 916 例。报告病例的平均死亡率为 9.3%。

SARS 期间人们的心理反应有:

第一,对病人和疑似病人来说,一旦得知,有些人常会否认患病这个事实,怀疑诊断的准确性,之后往往是茫然失措,不知如何面对现实,很大一部分人表现出绝望的情绪。一旦知道这种疾病的不良预后及很强的传染性,就会表现出焦虑急躁情绪,担心自己感染家人,并对医务人员持强烈的抵触情绪。由于被严密隔离,他们会感觉十分孤独,特别思念亲人。

第二,对 SARS 接触者来说。一方面可能会有侥幸心理,认为自己不可能染上 SARS 而不注意遵守隔离制度和管理规定;另有一些人则会出现严重恐慌情绪,觉得自己即将成为 SARS 病人,情绪非常紧张,感到自己大难临头,整日哭泣、想念家人、精神不振,开始轻信谣言,寻找偏方,胡乱吃药,过量使用消毒剂。

第三,对于社会公众,会出现各式各样的心理反应。有的人认为自己身体强壮,不会感染,表现得满不在乎,不做认真防护;随着事态发展,更多的人认识到了 SARS 的严重性,开始出现普遍的恐惧心理、疑病心理、强迫心理和抑郁心理等,觉得自己的健康不可把握,生活不可控制,对自己、对社会都缺乏信心,轻信他人、轻信谣言。

第四,对于工作在隔离病房的医护人员来说,长期离开家人,冒着生命危险每天与SARS病人生活在一起,也会出现一些心理反应。他们最常见的反应是害怕家人为自己担心,当听说家人遇到困难时,会感到自己没有能为家人多做些事情而难过自责。同时,由于每天忙于大量的临床工作,会对自己的工作前景感到茫然,认为病房工作漫长无期,会有一些悲观厌恶情绪。当看到病人非常痛苦,自己虽竭尽全力仍不能挽回其生命的时候,又会在心理上出现自我挫败感。当遇到病人抱怨时,会感到自己很委屈,不被理解。

【问题1】 请述 SARS 是如何影响到人们的心理的?

【问题2】 请试着为案例中四种不同心理反应的人制定心理疏导方案。

【案例二】 一起校园食物中毒引发流行性癔症的心理分析

基本情况:

陇东学院为甘肃省省属本科院校,2004 年 3 月 26 日该校园林系一女生因腹痛、腹泻、恶心、呕吐伴发热在校医院就诊治疗,初步诊断为"急性胃肠炎"。3 月 28 日类似病人迅速增多,部分患者以腹痛、腹泻和脓血便为主要症状,并伴有发热、里急后重。5 日内病人达 93 人,包括 11 名食堂炊事员。其中部分学生因病重住院和急诊留观,临床查体:患者意识清楚、精神萎靡、嗜睡和烦躁不安,部分患者体温升高,腹部压痛明显,有脱水体征。3 月 30 日后又有 100 多名学生要求治疗和关注,就诊时学生极度拥挤和紧张不安。但要求化验检查时,大部分学生没有便样可供化验。主诉多为头痛、头晕、胸闷、乏力和腹胀、腹泻,且情绪低落或躁动不安,有些人有明显的恐惧感。

该校园食物中毒事件从 3 月 26 日持续到 4 月 10 日,历时 16 天。共有 255 人就诊和登记,发病年龄主要集中在 19~22 岁,以首例发病学生的班级和临近几个班的学生为主,男、女生比例为 1∶0.95。

发病原因分析:该校是新建校区,距城区 4km。校园饮用自来水管和污水回用管之间用一截止阀做控制。由于停电和工作的原因,在电力恢复后,截止阀未及时关闭而造成污水管内的污水流入饮用水管中,使餐饮和生活饮用水被严重污染,从而造成由水源污染引发的学生群体食物中毒。发病前,学生发现饮用水中有大量污物,发病后通过对校园内水质、食品和病员排泄物、呕吐物的采样检测,除呕吐物外均检出大肠埃希菌和痢疾杆菌。临床表现以细菌性痢疾为主。

病程分析:以上资料显示,饮用水被大肠埃希菌和痢疾杆菌污染是致病的原因,从而导致校园内学生发生了群体性食物中毒。学校于发病的第 2 天(3 月 27 日)截断和关闭了污水回用管,并彻底冲洗、消毒自来水管,后经卫生部门检测为合格饮用水。但该起事件中有以下现象不符合食物中毒流行规律:①病程长达 16 日,前 5 日内发病人数为 93 人。食物中毒和细菌性痢疾的潜伏期一般为 1~3 天,5 日后发病应是少数,但 5 日后的发病人数却占了全部发病人数的 63%。②前 5 日发病的学生主要症状以腹痛、腹泻、脓血便为主,并伴有发热,符合细菌性痢疾的中毒表现;5 日后就诊的学生主诉头痛、头晕、胸闷、乏力和腹胀、腹泻,且大多提供不出便样以供化验检查。故分析结果为后 5 日发病的学生大多数属于"流行性癔症"或"集团癔症"。

【问题】 请运用医学心理学知识阐明如何针对学生出现的癔症反应进行心理疏导?

(邓　冰)

主要参考资料

艾伦主编 . 2005. 头脑风暴法 . 杨振华译 . 太原:希望出版社

蔡东联 . 2005. 实用营养学 . 北京:人民卫生出版社

陈巴特尔 . 2009. 心理咨询与治疗 . 天津:天津大学出版社,7:210~249

陈国元,杨克敏 . 2011. 预防医学实验教程 . 武汉:湖北科学技术出版社

陈焕芹,刘向群,高海青等 . 2007. 西尼地平胶囊治疗原发性高血压双盲双模拟随机对照多中心研究 . 中国新药与临床杂志,26(4):276~280

陈建东,袁俊,杨智聪等 . 2010. 国内首起甲型 H1N1 流感医院感染暴发调查分析 . 中华医院感染学杂志,20(2):177~179

程亦斌,王少华 . 2001. 胃复安中毒是否为个体差异纠纷分析 . 中国医刊,36(7):58

邓冰 . 2012. 医学心理学 . 北京:人民卫生出版社

董燕敏 . 2008. 社区卫生诊断技术手册(试用) . 北京:北京大学医学出版社

杜剑青 . 2006. 如何书写实验报告 . 山西医科大学学报(基础医学教育版),5(3):302~304

范宗华 . 1999. 现代流行病学 . 成都:四川科学技术出版社

方惠祥 . 2004. 医学生在实验报告书写中存在的问题及其矫正方法 . 岳阳职业技术学院学报,9(2):97~98

傅华 . 2000. 社区预防与保健 . 北京:人民卫生出版社

傅华 . 2004. 预防医学 . 第 4 版 . 北京:人民卫生出版社

傅华 . 2008. 预防医学 . 第 5 版 . 北京:人民卫生出版社

高永清,吴小南,蔡美琴 . 2008. 营养与食品卫生学 . 北京:科学出版社

葛可佑 . 2008. 中国营养师培训教材 . 北京:人民卫生出版社

古巧平,孔欣 . 2010. 论医学人文精神在临床决策中的重要性 . 医学信息,23(6):1574~1575

顾景范,杜寿,郭长江 . 2009 年 . 现代临床营养学 . 第 2 版 . 北京:科学出版社

郭清 . 2006. 公共卫生事件防制概论 . 杭州:浙江大学出版社,135~136

郝卫东 . 2005. 在临床医学生培养中应加强预防医学教育 . 中华医学杂志,85(15):1013~1014

胡俊峰,侯培森 . 2005. 当代健康教育与健康促进 . 北京:人民卫生出版社

黄文湧,杨星,杨敬源等 . 2007. 贵阳市城区老年痴呆患病率调查 . 中国公共卫生,23(8):983~985

江华 . 2005. 艾滋病之发现历程 . 生命世界,(12):61~65

蒋春雷 . 2006. 应激医学 . 上海:上海科学技术出版社

金大鹏 . 2008. 社区预防保健医师实用手册 . 北京:中国协和医科大学出版社

蓝弘 . 2006. 一起校园食物中毒引发流行性癔症的心理分析 . 中国学校卫生,(27):1076

李立明 . 2007. 流行病学 . 第 6 版 . 北京:人民卫生出版社,2007

李晓松 . 2008. 医学统计学 . 第 2 版 . 北京:高等教育出版社

李瑛,高尔生,刘云嵘等 . 2002. 中国妇女低剂量口服避孕药使用者中脑卒中发病情况的前瞻性研究 . 中华医学杂志,85(15):1013~1017

李云芳 . 哈尔滨杀医患者 2 年求医 6 次 警方称属激情杀人 . 东方网:http://news.eastday.com/s/20120330/u1a6457779.html. 2012-03-30

林崇德 . 2009. 发展心理学 . 第 2 版 . 北京:人民教育出版社

刘虹,金永红 . 2003 年 6 月 25 日 . 非典遭遇战引发医院思考 . 健康报

刘金玲,崔毅,贾崇奇等 . 1998. 甲醛职业暴露与胃癌关系的回顾性队列研究 . 中国慢性病预防与控制,6(4):175~176

刘丽 . 2011. 医院感染横断面调查 . 中国医院感染杂志,10(2):152~153

刘民,常艺,沈励 . 2011. 社区卫生诊断的设计与实施 . 中国全科医学,(14):18~22

吕姿之 . 2008. 健康教育与健康促进 . 北京:北京大学医学出版社

马光辉 . 2008. 突发公共卫生事件的特性及处置 . 灾害学,23(增刊):36~39

马骁 . 2004. 健康教育学 . 北京:人民卫生出版社

彭聃龄.2007.普通心理学.修订版.北京:北京师范大学出版社

钱敏.2011.剂量阿司匹林引发血尿两例.中国疗养医学,20(9):844

全国人民代表大会常务委员会.2001.中华人民共和国职业病防治法

让蔚清.2010.预防医学实验方法与技能.北京:人民卫生出版社

任桂香.2003.非典遭遇战带给医学教育的思考.中国医学伦理学,16(5):59~60

沈铿,丁西来.2010.妇科恶性肿瘤早期诊断策略.中国实用妇科与产科杂志,26(9):649~650

司维柯,刘斌.2001.注重实验报告的书写,培养学生分析和解决问题的能力.现代医药卫生,7(4):322~323

宋连生.2008.群众路线的变奏曲——2003年抗击非典回眸.党史文汇,12:24~30

隋雪梅,许红莲,王善霞.2010.提高突发卫生事件能力的探讨.中国实用医药,5(29):253

孙长颢.2007.营养与食品卫生学.第6版.北京:人民卫生出版社

唐明德.2009.社区预防医学.北京:北京大学医学出版社

汪莉荃,张欢.2007.1例昏迷长期卧床患者褥疮的循证护理.中国中医骨伤科杂志,15(6):62~63

王超英,陈长发.2006.广西某金矿农民工矽肺病发病情况调查.中国职业医学,33(3):227~228

王海军.2009.健康发展完善人格——对初中生网络成瘾学生行为矫正的研究.科学大众·科学教育,10:50~55

王建华.2008.流行病学.第7版.北京:人民卫生出版社

王娟.2011.不同治疗方案在原发性高血压中的综合疗效对比.中国医药指南,9(13):80~81

王启娟,薛佩莲,张伟等.2008.成人手足口病并发急性睾丸炎1例报道.传染病信息,21(4):254~255

王盛,唐文,周旭东.2011.矽肺误诊为肺结核1例分析.临床肺科杂志,16(5):797~798

王希成主译.2004.营养学——概念与争论.第8版.北京:清华大学出版社

王晓玲,顾东风.2001.冠心病危险因素及整体危险评估(国际冠心病防治指南摘编).中国慢性病预防与控制,9(1):
  46~47

王影.2010.浅析我国职业病防治存在的问题及其对策.网络财富,13:208~209

卫生部.2002.职业病诊断与鉴定管理办法

卫生部.2003.医院预防与控制传染性非典型肺炎(SARS)医院感染的技术指南,卫医发[2003]308号

卫生部.2007.全国不明原因肺炎病例监测、排查和管理方案.卫应急发[2007]158号

卫生部.2007.群体性不明原因疾病应急处置方案(试行),卫应急发[2007]21号

吴东,李冬晶.2011.1例无痛性胆囊炎的循证治疗.协和医学杂志,2(2):172~174

吴琴.2001.吲达帕胺治疗老年高血压186例疗效观察.心血管病康复医学杂志,10(3):250~251

吸毒成瘾的心理咨询个案报告.甘肃禁毒网,2009年9月24日.http://www.legaldaily.com.cn/gsjdw/content/2009-09/
  24/con-tent_1158821.htm? node=8312

席雅琳,齐晓涟.2010.1例病毒性脑炎患者药源性肝病诊治的案例分析.药师与临床,19(1):84~86

肖延龄,杜元灏,李谈等.2005.针刺"内关"穴对心肌梗塞模型大鼠心脏微血管ATP酶的影响.针刺研究,30(1):13~17

肖永康,胡传来.2007.冠心病个体发病危险评估方法的应用及研究进展.实用心脑肺血管病杂志,15(1):1~3

熊曙光,陈余思.2007.C反应蛋白在慢性阻塞性肺疾病急性加重期的应用评价.临床肺科杂志,12(6):608~610

徐卫,石娜,金嵘等.2009.加强临床医学生突发公共卫生事件应急处理职责教育的探讨.医学与社会,22(2):65~66

杨月欣.2007.公共营养师:国家职业资格三级.北京:中国劳动社会保障出版社

叶荣伟,李宏田,马蕊等.2010.妊娠高血压综合征与早产、低出生体重关系队列研究.中华预防医学杂志,44(1):70~74

叶伟胜.1994.临床个案报告的意义与撰写要求.中华骨科杂志,4(6):379~381

佚名.心因性障碍(心理创伤后应激障碍)案例.中华心理教育网:http://www.xinli110.com/xlzl/fyxjsza/al/
  201106/226950.html

于康.2008.临床营养治疗学.第2版.北京:中国协和医科大学出版社

于康.2010.实用临床营养手册.北京:科学出版社

詹绍康.2000.率的标准化.中国实用外科杂志,20(2):122~123

张爱珍.2011.临床营养学.第2版.北京:人民卫生出版社

张华.2002.社区卫生服务.贵阳:贵州科技出版社

张洁洁.2000.阿司匹林治疗心肌梗死伴胃溃疡1例教训分析.邯郸医学高等专科学校学报,2(13):129~130

张立强,李文芳,张璇.2009.健康传播实用技能.北京:北京大学医学出版社

张丽娟.2010.一起硫化氢中毒事件的调查报告分析.医学信息,4:980~981

张琼文,万晓莉,刘颖等.2010.病人参与临床决策现状调查与分析.中国循证医学杂志,1:10~13

张勇军,辛珍,宓秀菊.2008.小儿手足口病271例临床分析.中国实用医药,3(26):48~49

赵耐青.2004.医学统计学.北京:高等教育出版社

赵忠岩.1999.甲肝病毒性肝炎的临床表现.中国乡村医生杂志,8:20~21

郑频频,傅华.2003.冠心病个体危险度评估模型.中国健康教育,19(2):77~80

郑同章.1990.现代流行病学——原则和方法.北京:中国科学技术出版社

郑玉建,王家骥.2007.预防医学.北京:科学出版社

中国疾病预防控制中心、慢性非传染性疾病预防控制中心编.2005.全国慢病社综合防治示范点糖尿病防治方案

仲来福.2005.卫生学.第6版.北京:人民卫生出版社

Antithrombotic Trialists´ Collaboration. 2002. Collaborative meta-analysis of randomized trials of antiplatelet therapy for prevention of death, myocardial infarction, and stroke in high risk patients BMJ,324:71~86 *doi*:10.1136/*bmj*. 324.7329.71 (Published 12 January 2002)

Raymond S. Greenberg. 2002. 医学流行病学.人民卫生出版社.1~7

Ridker PM,Cook NR ee,I-Min,et al. 2005. A Randomized Trial of Low-Dose Aspirin in the Primary Prevention of Cardiovascular Disease in Women. N Engl J Med,352:1293~1304